Dr. Jörg Zittlau

Tinnitus

und Hörsturz

Das individuelle Selbsthilfe-
programm. Die Ursachen
erkennen und mit Naturheil-
methoden optimal behandeln

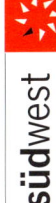

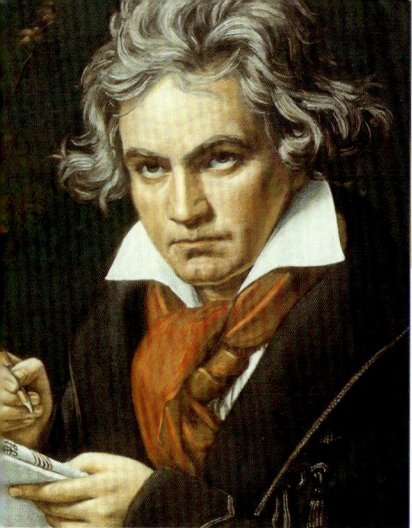

Ein Gehörschaden ist mit das Schlimmste, was einem Musiker passieren kann. Doch Beethoven konnte auch der Tinnitus nicht vom Komponieren abhalten.

Inhalt

Die Geräusche der Natur werden häufig nur dann wahrgenommen, wenn man sich ganz darauf konzentriert.

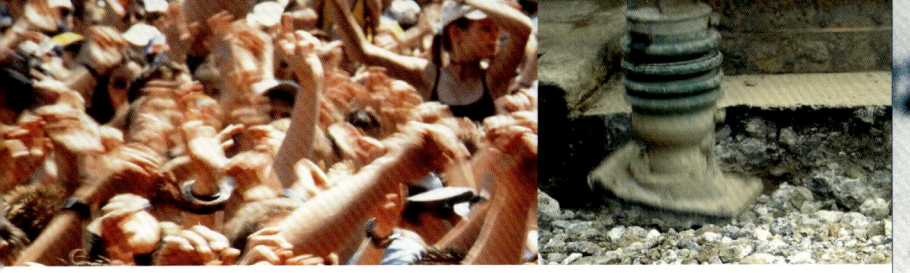

*Stunden der Ruhe und Entspan-
nung lassen unser Gehör die
Geräuschkulisse des Alltags
besser verarbeiten.*

*Lärm macht krank. Auf zu viel
Lärm reagieren Körper und
Seele häufig mit chronischen
Krankheiten und psychischen
Störungen.*

Ein Leiden mit Geschichte

Ein Hörsturz ist für jeden Betroffenen ein unvergesslicher Schock. Noch schlimmer wird es, wenn die Stille im Kopf verloren geht und Geräusche und Töne den Patienten zur Verzweiflung treiben. Obwohl Tinnitus und Hörsturz schon altbekannte Leiden sind, gibt es bis heute kein Patentrezept für die Heilung. Trotzdem besteht Hoffnung, denn es existieren zahlreiche Wege zur Linderung und zur Heilung dieser Krankheiten.

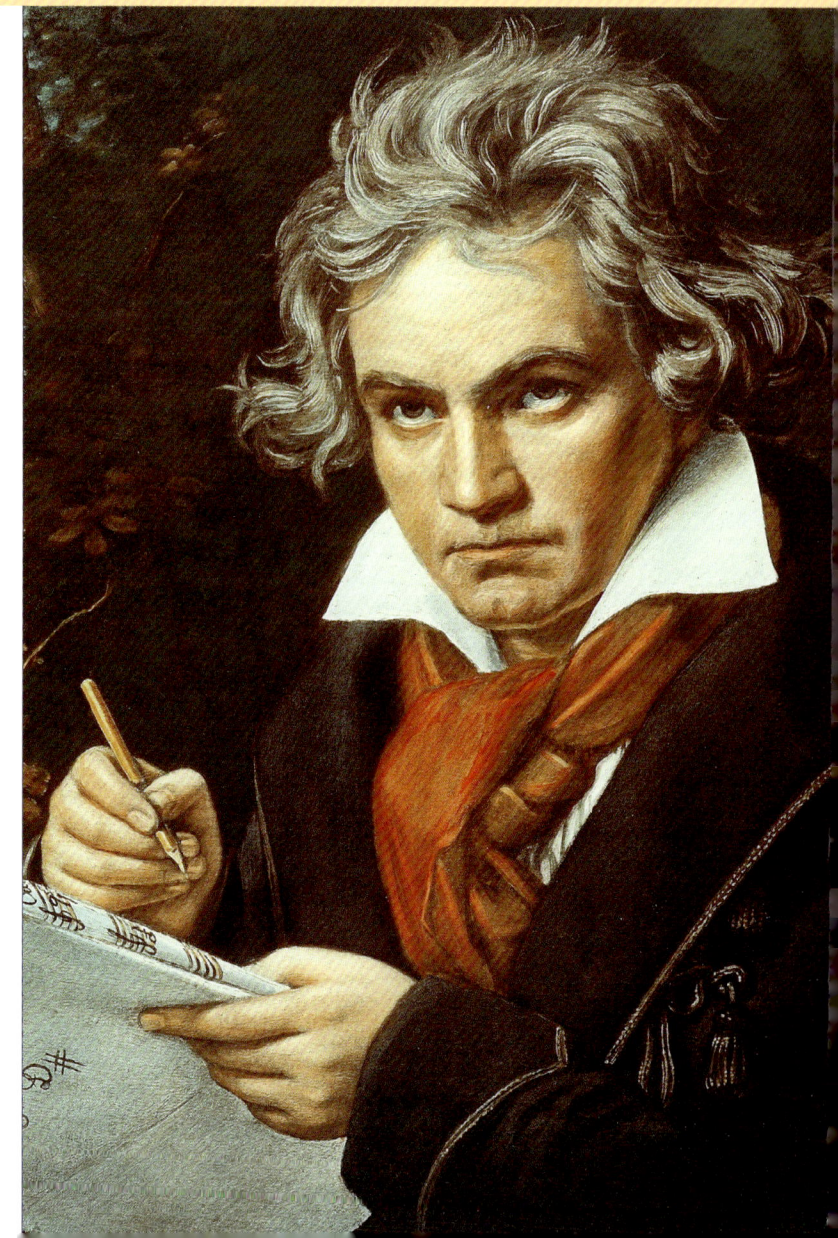

Chaos im Ohr

Auch Beethoven traf's

»Meine Ohren, die sausen und brausen Tag und Nacht fort, ich kann sagen, ich bringe mein Leben elend zu.« So formulierte Ludwig van Beethoven das Leiden seiner Ohrgeräusche. Er beschrieb damit nicht ein typisches Musikerschicksal, sondern eine Erkrankung, die jeden treffen kann und sich in heutiger Zeit zu einem Volksleiden entwickelt hat: Tinnitus.

Doch Beethoven litt nicht nur an dem Verlust der Stille. Sein Tinnitus war die Folge einer regelrechten Kaskade von Hörstürzen, an deren Ende die komplette Taubheit stehen sollte. Und auch damit repräsentierte er keineswegs ein typisches Musikerschicksal. Der Hörsturz kann jeden treffen, die komplette Taubheit als eine Folge von mehreren Hörstürzen ist allerdings – zum Glück – eher selten.

Vom Innenohr zum Gehirn

Zwei zentrale Fragen sind es, die den Hörsturz- und Tinnituspatienten immer wieder durch den Kopf gehen:

- »Warum ausgerechnet ich?«
- »Was kann ich tun, damit endlich wieder Ruhe in meinem Ohr einkehrt?«

Eine zufrieden stellende Antwort finden die Betroffenen meistens weder für die eine noch für die andere Frage. Es gibt Patienten, die mehr als ein Dutzend Heilverfahren absolvieren, ohne wirklich eine Heilung oder Besserung zu erreichen.

Enttäuschung über den ausbleibenden Heilungserfolg und das andauernde akustische Chaos im Ohr der Patienten führen häufig zu dem Ergebnis, dass sich die Menschen resignierend in ihr Tinnitus-Schneckenhaus zurückziehen und mit ihrem Schicksal hadern.

Für Musiker ist der Verlust der Stille zwar besonders schwer wiegend, aber Hörstürze und Tinnitus sind wahrlich kein typisches Musikerschicksal.

Tinnitus und Hörsturz sind die zwei Seiten einer Medaille, die man am besten unter dem Begriff »Innenohrsyndrom« zusammenfassen kann. Beide Erkrankungen sind einander zu ähnlich, als dass man sie unbedingt getrennt behandeln müsste. Die meisten Hörsturzpatienten leiden auch unter Tinnitus – und beim Tinnituspatienten lässt sich häufig auch ein Hörverlust beobachten.

Auch Ludwig van Beethoven suchte mit aller Kraft den richtigen Weg zur Heilung. Er zahlte viel Geld für alle möglichen Therapieversuche, die allesamt erfolglos blieben, so dass er die letzten Jahre seines Lebens im Zimmer verbringen musste, allein, lediglich begleitet von seinem Tinnitus – und mit dem Wissen, seine Kompositionen nie mehr hören zu können.

Es ist leider wahr: Eine ursächliche Therapie, die quasi über Nacht das Ohrsausen verstummen und die Hörzellen regenerieren lässt, die gibt es nicht. Seien Sie stets skeptisch, wenn irgendwelche Heilsverkünder mit solchen Versprechungen an Sie herantreten! Weder der Schulmedizin noch den alternativen Heilmethoden ist es bisher gelungen, ein Patentrezept gegen diese beiden Erkrankungen vorzulegen.

Es besteht dennoch kein Grund, resigniert den Kopf in den Sand zu stecken. Denn es existieren durchaus realistische Chancen, die typischen Probleme von Tinnitus und Hörsturz in den Griff zu bekommen. Für einen wirklichen Heilungserfolg ist es jedoch notwendig, zu begreifen, dass die Ursachen der beiden Erkrankungen lediglich im Akutstadium im Innenohr liegen. Später wechseln sie ihr Zuhause und ziehen vom Innenohr weiter in Richtung Gehirn.

Neben Beethoven gab es auch noch viele andere Prominente aus der Geschichte, die an Tinnitus oder Hörsturz litten. Hier wären beispielsweise der Reformator Martin Luther, der Philosoph Jean-Jacques Rousseau, der Komponist Friedrich Smetana und die griechische Dichterin Sappho zu nennen.

Selbsthilfe ist möglich

Mit anderen Worten: Chronischer Tinnitus und chronischer Hörsturz sitzen nicht im Innenohr, sondern in den Nervenbahnen und Schaltzentralen des Gehirns. Dies hat natürlich Konsequenzen für ihre Therapie. So müssen psychologisch orientierten Maßnahmen wie Klangtherapie, Selbsthypnose und Tinnitus-Retraining größere Chancen eingeräumt werden als durchblutungsfördernden Maßnahmen wie Infusionen und Ginkgoextrakten, die allenfalls zum Beginn der Erkrankung sinnvoll sein können.

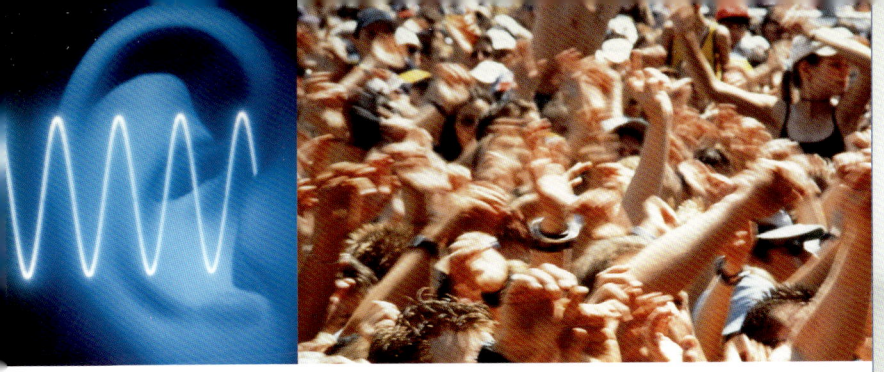

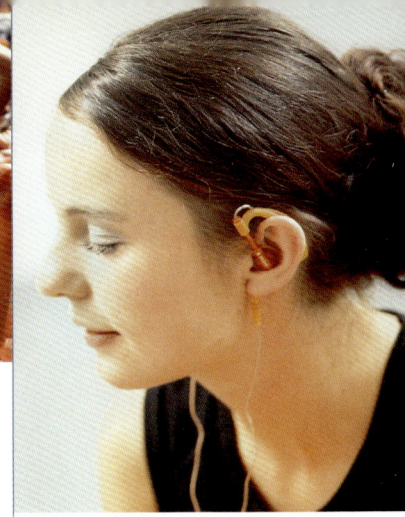

Die starke psychische Komponente bedeutet aber für chronische Tinnitus- und Hörsturzpatienten nicht, dass sie »auf die Couch« müssen. Dies mag in einigen Fällen, wo Tinnitus und Hörsturz zu schweren Problemen wie Depressionen und Berufsunfähigkeit geführt haben, sinnvoll sein. Dieses Buch wird Ihnen zeigen, wie Sie selbst Ihren Tinnitus wegtrainieren und auch Ihre Hörverluste reduzieren können – ohne großen Aufwand und erst recht ohne Therapeuten und Couch.

Lärm ist ein ernst zu nehmender Stressfaktor, der sich nicht nur negativ auf das Gehör auswirkt, sondern im gesamten Organismus Schäden hervorruft.

Das Ziel – Leben mit Tinnitus

Tinnitus ist vor allem eine Aufmerksamkeitsstörung: Tinnituspatienten empfinden ihre Ohrgeräusche als bedrohlich, obwohl diese völlig bedeutungslos sind, da sie ja auf keine tatsächliche Gefahr hinweisen. Ähnlich wie bei einem Rheumatiker der chronische Schmerz nicht mehr den Charakter eines Warnsignals (denn der Betroffene weiß ja, dass er rheumatische Beschwerden hat), sondern sich verselbstständigt hat.

Von daher lautet das Ziel, Sie als Tinnituspatienten von der Nichtigkeit Ihres Leidens zu »überzeugen«, Sie dahin zu bringen, den Tinnitus als das wahrzunehmen, was er wirklich ist: nämlich ungefährlich und bedeutungslos. Dann werden die Ohrtöne einfach in der Leere der Wahrnehmungslosigkeit verschwinden. Dazu bedarf es freilich einiger Tricks. Denn es sind vor allem Ihre tieferen, Ihre unter- und unbewussten Geistesschichten, die man zum Vergessen des Tinnitus überreden muss. Doch dieses Buch wird Ihnen zeigen, wie das gelingen kann.

Volksleiden Tinnitus: Mehr als sieben Prozent der Bevölkerung in Deutschland waren wegen dieser Erkrankung schon einmal in ärztlicher Behandlung. Die Dunkelziffer liegt jedoch erheblich höher, denn nicht alle Betroffenen gehen zum Arzt.

Die Ursachen von Tinnitus und Hörsturz

Die Auslöser von Tinnitus und Hörsturz mögen höchst unterschiedlich sein, aber die Reaktion des Gehirns bleibt immer die gleiche: Geräusche im Ohr gelten als Alarmzeichen. Gibt der Körper jedoch ständig Fehlalarm, dann muss besonders die psychische Situation des Tinnituspatienten betrachtet werden. Meist gibt es hier deutliche Hinweise auf die wahren Ursachen des Innenohrproblems.

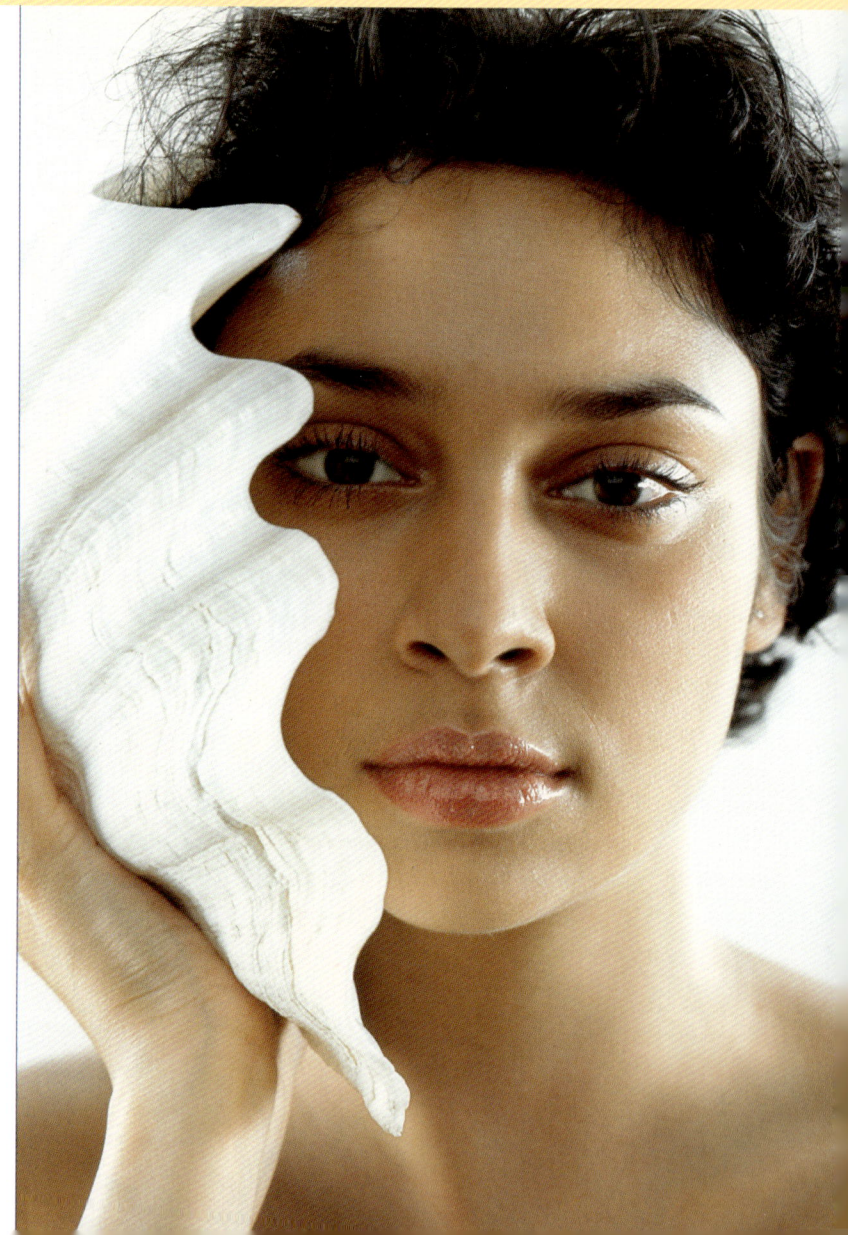

Übersteuerung im Kopf

Viel Spekulation

Über die Ursachen von Tinnitus und Hörsturz wird in der Medizin zwar fleißig spekuliert, aber nur wenig sicher gewusst. Unter deutschen Ärzten dominiert immer noch die These vom Durchblutungsmangel. Demnach werden die beiden Erkrankungen durch eine Mangeldurchblutung und dementsprechende Schädigungen im Innenohr verursacht. Die Standardbehandlung sieht denn auch so aus, die betroffenen Patienten mit durchblutungsfördernden Medikamenten zu behandeln. Überprüfbare Erfolge erzielt diese Strategie jedoch in der Regel nicht. Der Grund: Nach neueren Erkenntnissen spielt die Mangeldurchblutung bei Tinnitus und Hörsturz allenfalls die Rolle eines Initialzünders, das eigentliche Etablieren und Chronisch-Werden der Krankheiten ist jedoch Angelegenheit von nervösen Verarbeitungsmustern im Gehirn – und die kann man nicht mit durchblutungsfördernden Maßnahmen ausräumen.

Tinnitus und Hörsturz werden gerne als typische Stresserkrankungen angesehen. Tatsache ist jedoch, dass der Stress nur einer von vielen Faktoren ist, die bei ihrer Entstehung eine Rolle spielen.

Am Anfang steht der Innenohrschaden

Nichtsdestoweniger beginnen beide Erkrankungen – Hörsturz und Tinnitus – mit einer Schädigung an den Sinneszellen, den so genannten Haarzellen, im Innenohr. Mit anderen Worten: Die betroffenen Menschen büßen mehr oder weniger große Anteile ihres Hörvermögens ein. Bei reinem Tinnitus sind diese Anteile in der Regel eher klein, beim Hörsturz sind sie hingegen groß und stehen dadurch im Vordergrund.

Die Sauerstoffversorgung der Haarzellen im Innenohr ist außerordentlich problematisch. Der Grund: Die zum Innenohr führenden Adern sind sehr dünn und reichen nicht bis direkt zu den Haarzellen heran. Aus diesem Grund ist unser Gehör auch besonders störanfällig.

Ein weites Feld

Wie man sieht, ist das Feld der möglichen Hörsturz- und Tinnitusursachen außerordentlich weit. Welche Ursache nun im Einzelfall tatsächlich für die Erkrankung verantwortlich ist, dar-

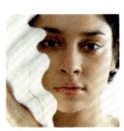

Info

Versteifen Sie sich niemals auf eine einzige Ursache für Ihren Tinnitus oder Ihren Hörsturz. Denn auch wenn Sie Bluthochdruck haben, unter beruflichem Stress stehen, es bei Ihnen im Kiefergelenk knackt oder Ihre Zähne mit Amalgam gefüllt sind – all das kann wohl als Ursache infrage kommen, muss aber nicht. Bedenken Sie stets, dass bei chronischem Tinnitus und Hörsturz die Beseitigung der Ursache nicht unbedingt zur Heilung führen muss.

über kann der Arzt und auch der Patient bzw. die Patientin nur ganz selten Konkretes erfahren. Einfach fällt die Ursachenforschung eigentlich nur beim Knalltrauma, wenn der Tinnitus oder der akute Hörverlust unmittelbar nach einem sehr lauten Geräusch eintritt. Ansonsten kommen stets mehrere Ursachen infrage.

Warum sich Hörzellen nicht lautlos verabschieden

Für die Erklärung des Ohrensausens reicht es nicht aus, lediglich einen Schaden im Innenohr anzunehmen. Denn grundsätzlich bestünde ja die Möglichkeit, dass die geschädigten Haarzellen einfach ihre Arbeit einstellen und der Betroffene dann wohl Lücken in seiner Hörkurve hätte, aber ansonsten nichts von dem Abschied seiner Haarzellen wahrnehmen würde.

Doch das ist leider nur äußerst selten der Fall. Denn unser Nervensystem nimmt den Verlust des Hörvermögens nicht so einfach hin – und damit beginnt eigentlich erst der Teufelskreis vom Tinnitus.

Zwei grundsätzliche psychophysische Mechanismen sind es, die hauptverantwortlich dafür sind, dass sich unsere Haarzellen nicht klammheimlich von uns verabschieden, sondern uns gewissermaßen als Mitgift den Tinnitus hinterlassen:

☐ Die Angst unseres Hirns vor dem akustischen Nichts
☐ Das Prinzip der Rückkopplung

Die Angst vor dem akustischen Nichts

Wenn man hörgesunde Menschen in einen absolut schallgeschützten Raum setzt, so berichten sie bereits nach einigen Stunden davon, dass sich bei ihnen ein lästiges Ohrensausen eingestellt hätte. Der Grund für dieses Phänomen: Die Fasern unserer Hörnerven sind niemals wirklich in Ruhe, sie sind immer aktiv, auch dann, wenn sie von keiner Schallwelle gereizt werden. Die

Die möglichen Schadensursachen

- Altersschwerhörigkeit (Tinnitus kommt bei älteren Menschen besonders häufig vor)

- Allergien

- Autoimmunerkrankungen

- Bluthochdruck (vor allem bei Hörsturz)

- Chronischer Lärm

- Erhöhte Blutfettwerte

- Erweiterung der Ohrtrompete (tritt vor allem während der Schwangerschaft auf)

- Gifte (z. B. Amalgam, Alkohol und Nikotin)

- Halswirbelblockaden

- Kiefergelenkserkrankungen

- Knalltrauma (z. B. infolge eines Silvesterkrachers)

- Mangelernährung (vor allem Mangel an Magnesium und B-Vitaminen)

- Ménièresche Krankheit

- Mittelohrentzündung

- Schädel-Hirn-Trauma infolge von Gewalteinwirkung

- Stoffwechselerkrankungen (vor allem Diabetes)

- Stress und dadurch bedingte Blutgefäßkrämpfe im Innenohr

- Tumoren des Hörgleichgewichtsnervs bzw. Tumoren im hinteren Schädelbereich

- Virusinfektionen (vor allem bei Hörsturz)

- Zähneknirschen

- Zeckenborreliose

Nikotin und Alkohol beeinträchtigen die Blutzirkulation und stellen für das Innenohr mit seinen feinen Äderchen ein echtes Risiko dar. Es liegen jedoch keine zuverlässigen Daten darüber vor, in welchem Umfang die beiden Gifte tatsächlich die Entstehung von Tinnitus und Hörsturz begünstigen. Auch das häufig verwendete Amalgam gilt – in hohen Konzentrationen – als möglicher Auslöser von Innenohrproblemen.

Wissenschaftler sprechen hier von einer statistisch unkorrelierten Spontanaktivität, d. h., diese Aktivität wird von unserem Gehirn als nicht registrierenswert eingestuft. Die Folge: Es blendet die Spontanaktivitäten der Hörbahnen einfach aus, so dass wir sie als absolute Stille wahrnehmen.

Wehe jedoch, wenn die äußeren Schallquellen versiegen. Dieses akustische Nichts kann unser Gehirn nur schwerlich ertragen, und so sorgt es dafür, dass die ursprünglich als Stille ignorierten Spontanerregungen in den Hörbahnen wieder eingeblendet werden. Die Folge: Die Stille weicht; der Mensch wird mit selbst produziertem Lärm aus dem Innenohr versorgt.

Das Rückkopplungsprinzip

Unser Organismus ist stets bemüht, seine Leistungsfähigkeit auch bei Störungen aufrechtzuerhalten. Ein treffendes Beispiel hierfür ist die Kurzsichtigkeit. So können wir trotz einer starken Kurzsichtigkeit auf einem Auge durchaus eine normale Sehschärfe erzielen, weil das andere, gesunde Auge die Führungsarbeit übernimmt.

Eine derartige Kompensation taugt auch für die Erklärung des Tinnitus. Denn letzten Endes beginnt auch er mit einer Schädigung im Innenohr und einem damit verbundenen Hörverlust, der ganz bestimmte Tonlagen (Frequenzen) trifft. Die Hörbahnen versuchen daraufhin, diesen Verlust auszugleichen. Hierfür wird das entsprechende Schallsignal verstärkt. Angenommen also, dass im Innenohr jene Haarzellen ausgefallen sind, die für Frequenzen um die zehn Kilohertz zuständig sind. Unsere Hörverarbeitung wird nun versuchen, diese Frequenzen anzuheben, um den Verlust zu kompensieren. Ein gut gemeintes, letzten Endes aber zweckloses Unterfangen. Denn die betreffenden Hörzellen sind ja in ihrer Leistung nicht nur schwächer geworden, sondern vollkommen ausgefallen. Die Hörbahnen

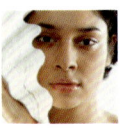

Info

Das menschliche Gehirn besitzt eine natürliche Neigung zum Tinnitus. Wenn man hörgesunde Menschen in einen schallisolierten Raum setzt, so berichten sie schon bald von lästigen Ohrgeräuschen, die sich bei ihnen eingenistet haben.

können also noch so weit den Lautstärkepegel aufreißen, die Hörleistung wird dadurch nicht verbessert. Wie wenn man mit einem empfindlichen Mikrofon vor die Lautsprecherboxen einer Verstärkeranlage tritt: Es kommt zur Rückkopplung und zu einem schrillen Pfeifton. Beide – das Pfeifen der Verstärkeranlage und der Tinnitus – lassen sich auf die gleiche Weise erklären, nämlich als Folge einer Übersteuerung eines an sich intakten Schallaufnahme- und -verstärkungssystems.

Vom Warnton …

Wenn man nun beim Modell der übersteuerten Verstärkeranlage bleibt, so kann man den Pfeifton durchaus als Warnsignal einstufen. Nicht umsonst kann man bei Konzerten immer wieder sehen, wie Techniker und Musiker reagieren, wenn sie aus den Lautsprecherboxen »angepfiffen« werden: Sie versuchen nämlich, das Mikrofon so schnell wie möglich aus der Reichweite der Boxen zu bringen. Und damit handeln sie instinktiv richtig, denn sonst würde sich der Pfeifton immer weiter hochschaukeln, bis schließlich entweder die Lautsprecher oder aber der Verstärker einfach durchknallen und ihren Dienst aufgeben würden.

Ähnlich verhält es sich beim Tinnitus. Prinzipiell ist auch er als Warnton gemeint, der dem Betroffenen signalisiert, dass seinem Schallaufnahme- und -verstärkungssystem Schaden droht. Er signalisiert ihm, dass im Innenohr einige Hörzellen ausgefallen sind und dass der Organismus dabei ist, heftig dagegenzusteuern.

Dieser Warnton ist gleichzeitig als Aufforderung an den Betroffenen gemeint, entsprechende Maßnahmen zu ergreifen, beispielsweise bei einem lauten Rockkonzert den Saal zu verlassen, um die Ohren zu schonen, oder bei hektischem Stress

Sinnlose Warnsignale

Chronischer Tinnitus und chronischer Schmerz haben vieles gemeinsam: Beide begannen irgendwann einmal als Warnsignal, um sich schließlich vollständig von dieser Funktion abzukoppeln und zur reinen, sinnlosen Qual zu werden. Aus diesem Grund können einige Verfahren aus der Schmerztherapie auch bei der Behandlung von Tinnitus erfolgreich sein.

Akustische Phänomene können sich in gefährlicher Weise aufschaukeln: Wenn dieser Teufelskreis nicht durchbrochen werden kann, dann drohen ernste und irreparable Schäden.

schleunigst eine Entspannungspause einzulegen, damit die verkrampften Blutgefäße im Innenohr wieder mehr Blut transportieren können.

… zum Dauerpfeifen

Manchmal erreicht der Tinnituswarnton auch die von ihm erstrebte Wirkung, und er zieht sich zurück, wenn die entsprechenden Schutzmaßnahmen ergriffen worden sind. Doch leider ist dies nicht der Regelfall, oft denkt das lästige Summen gar nicht daran, sich zu verabschieden. Selbst dann nicht, wenn der Betroffene vorsichtig war und versucht hat, sein Innenohr zu schützen.

> Grundsätzlich bewahrheitet sich im Tinnitus die uralte philosophische These, wonach ein Ding erst dann existiert, wenn es von uns wahrgenommen wird. Mit anderen Worten: Wenn es uns gelingt, die Aufmerksamkeit von den Ohrgeräuschen abzulenken und sie zu ignorieren, werden sie letzten Endes auch verschwinden.

Mitunter bleibt der Tinnitus monate- oder jahrelang bestehen, so dass man nicht mehr von einem Warnsignal sprechen kann. Denn spätestens nach einigen Tagen haben die Betroffenen ja begriffen, dass etwas in ihrem Ohr nicht mehr stimmt, und von daher macht es keinen Sinn mehr, sie mit einem permanenten Warnton zu belästigen. Dennoch ist der Ton vorhanden: Der Tinnitus bleibt, er ist chronisch geworden und begibt sich damit auf dieselbe Stufe wie der chronische Schmerz. Denn auch chronischer Schmerz hat ja nichts mehr von seiner ursprünglichen Warnfunktion an sich, und dennoch denkt er nicht daran, zu verschwinden, sondern er macht vielen Millionen Menschen das Leben Tag für Tag zur Qual. Chronische Krankheiten sind im Grunde sinnlose Warnungen.

Das Unterbewusste spielt mit

Die physiologischen Ursachen für die Beharrlichkeit des Tinnitus liegen in zwei sehr alten und tiefen Bereichen unseres Gehirns:

☐ Im limbischen System
☐ In der Formatio reticularis

Beide Systeme gehören zum inneren und ältesten Teil des menschlichen Gehirns. Es geht also nicht um das Bewusstsein und das Großhirn, sondern um das Stammhirn – um die tiefsten und ältesten Schichten des menschlichen Denkapparats.

Eine Sache der Gefühle

Das limbische System ist zuständig für unser Gefühlsleben, das bedeutet, sämtliche Sinneseindrücke werden von ihm mit Gefühlen belegt. Es besitzt außerdem enge Kontakte zu unserem Schläfenlappen, in dem die Empfangsbereiche für unser Hören beheimatet sind. Daraus wird deutlich, dass gerade Töne und Geräusche eine starke emotionale Komponente für uns besitzen. Sie werden nicht wertfrei von unserem Gehirn registriert, sondern stets mit einem emotionalen Unterton wie z. B. Angst, Wut oder Freude bedacht.

Dies gilt natürlich auch für die Tinnitustöne. Auch sie werden nicht nur einfach hingenommen, sondern mit Hilfe des limbischen Systems mit Gefühlen ausgeschmückt und dadurch in ihrer Bedeutung für uns verändert: Ein Tinnitus, der uns Angst macht, belastet uns ungleich stärker und wird von uns viel schwerer vergessen als ein Tinnitus, der als angenehmes Meeresrauschen interpretiert wird.

Übertriebene Aufmerksamkeit

Die Formatio reticularis ist gewissermaßen das Bindeglied zwischen dem Bewusstsein unserer Großhirnrinde und dem Unbewussten von Stamm- und Zwischenhirn. Seine Funktion: Es erweckt das Hirn zum Bewusstsein und erhält es rege; es überwacht die zahllosen Reize, die auf unsere Sinne eindringen, nimmt an, was wir wahrnehmen müssen, und weist ab, was bedeutungslos ist. Mit anderen Worten: Die Formatio reticularis lenkt unsere Aufmerksamkeit, sie bestimmt, was als bedeutungsvoll registriert oder was als unwichtig einfach ignoriert

Die Wahrnehmung von Ohrgeräuschen kann durch Stress verstärkt werden, muss aber nicht. Einige Tinnituspatienten berichten sogar davon, dass es ihnen besser geht, wenn sie voll unter Dampf stehen und alles um sie herum drunter und drüber geht.

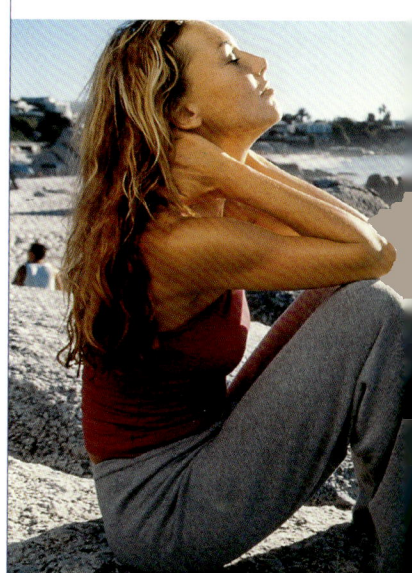

Unser gesamter Organismus reagiert auf jede Art von Geräuschen sehr sensibel. Gönnen Sie Ihren Ohren öfter mal eine Pause.

Tinnitus- und Hörsturzpatienten sind überdurchschnittlich diszipliniert. Für ihre Therapie ist dieser Charakterzug durchaus ein Vorteil, denn dadurch sind sie mehr als andere bereit, sich in Geduld zu üben und beharrlich an therapeutischen Maßnahmen festzuhalten.

wird. Dies gilt auch für die Tinnitustöne: Auch hier entscheidet letzten Endes die Formatio reticularis darüber, ob wir sie wahrnehmen oder nicht.

Formatio reticularis und limbisches System arbeiten eng zusammen. Für den Tinnitus heißt das: Jene Töne, die ursprünglich dadurch entstanden sind, dass die Hörbahnen auf einen Schaden des Innenohrs mit Übersteuerung reagiert haben, werden von der Formatio reticularis erst einmal mit Aufmerksamkeit bedacht, weil sie ja etwas Neues sind. Ob ihre Aufmerksamkeit jedoch bestehen bleibt, ist Angelegenheit des limbischen Systems. Wenn es die Tinnitustöne eher gleichgültig abhakt unter dem Motto »Na ja, die Töne sind halt da, verschwinden aber auch wieder«, so wird auch die Formatio reticularis recht schnell das Interesse verlieren und den Tinnitus aus dem Bereich der bewussten Wahrnehmung entfernen.

Bewertet das limbische System die Tinnitustöne hingegen als Bedrohung – und dies wird es umso mehr tun, je mehr der Mensch zusätzlich unter Stress steht und alles Mögliche als Bedrohung empfindet –, dann wird auch die Formatio reticularis in Hab-Acht-Stellung verharren und unserem Bewusstsein die Ohrgeräusche als permanente Gefahr präsentieren.

Wenn eine Situation objektiv ungefährlich ist, dann muss sie auch nicht weiter beachtet werden. Dies ist der richtige therapeutische Weg bei Tinnitus: Die Geräusche sind nur als Fehlalarm zu interpretieren. Davon muss nun das Gehirn noch überzeugt werden.

Fehlgeleitete Aufmerksamkeit

Man kann also Tinnitus getrost als eine Aufmerksamkeitsstörung bezeichnen. Sie lenkt unsere Aufmerksamkeit auf etwas, das es eigentlich gar nicht wert ist, beachtet zu werden. Doch leider wissen wir das nicht, weil uns von niederen Zonen unseres Gehirns der Tinnitus als Gefahr vorgegaukelt wird.

Ziel jeder Tinnitustherapie muss es daher sein, diese Täuschung zu durchbrechen und den Tinnitus zu dem zu machen, was er eigentlich ist – nämlich ein Tongemisch, das absolut ungefährlich und langweilig ist. Das primäre Ziel der Therapie ist die richtige Steuerung der Aufmerksamkeit.

Tinnitus- und Hörsturzpersönlichkeiten

Bei den Diskussionen um Hörsturz und Tinnitus taucht immer wieder die Frage auf, ob es eine bestimmte Persönlichkeit gibt, die aufgrund ihrer charakterlichen Merkmale in besonderem Maße gefährdet ist, von beiden Erkrankungen heimgesucht zu werden. Die Antwort fällt aus wissenschaftlicher Sicht schwer. Der Grund: Selbst wenn man bei einem Tinnitus- oder Hörsturzpatienten bestimmte Verhaltensauffälligkeiten feststellen kann, so bleibt doch immer offen, ob er diese bereits vor Ausbruch der Erkrankung besaß oder erst im Verlauf der weiteren Krankheitsentwicklung ausgebildet hat.

Beispiel Depressionen: Sie lassen sich bei Tinnituspatienten relativ häufig beobachten. Aufgrund der großen Belastungen durch die Ohrgeräusche liegt allerdings eher die Vermutung nahe, dass sie im Anschluss an die Erkrankung entstehen, als dass sie zu den typischen Merkmalen von Menschen gehören würden, die in ihrem Leben irgendwann einmal an Tinnitus erkranken.

Typische Charaktermerkmale

Nichtsdestoweniger ist es frappierend, wie deckungsgleich oft die Psychoberichte jener Ärzte und Therapeuten sind, die sich auf die Behandlung von Tinnitus oder Hörsturz spezialisiert haben. Demzufolge scheint man bei Hörsturz- und Tinnituspatienten folgende charakterliche Eigenschaften besonders häufig zu finden.

Fleiß und Beharrlichkeit

Tinnitus- und Hörsturzpatienten zeichnen sich dadurch aus, dass sie in der Therapie dran bleiben und nicht allzu schnell die Geduld verlieren. Diese beiden Merkmale scheinen auch sonst – im privaten und beruflichen Leben – für sie typisch zu

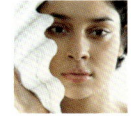

Info

Ursprünglich glaubte man, dass Männer häufiger vom Tinnitus heimgesucht werden als Frauen. Jüngere Statistiken zeigen jedoch, dass die Tinnitusquote bei Frauen um etwa zehn Prozent höher ist. Eine Erklärung dafür gibt es bislang nicht.

Unter Lehrern wird Tinnitus mittlerweile als regelrechte Berufskrankheit eingestuft. Keine andere Berufsgruppe wird derart häufig vom Ohrensausen heimgesucht.

sein. Tinnitus- und Hörsturzpatienten arbeiten gerne und viel, wobei sie jedoch öfter über das Maß hinausschießen und sich zu wenig Erholungspausen gönnen.

Leistungsorientierung

Bei Tinnituspatienten lässt sich häufig ein ausgeprägter Ehrgeiz beobachten. Sie gehen gerne in Wettkämpfe – und das nicht nur im Sport, sondern auch in anderen Bereichen des täglichen Lebens. Das Motiv, besser als die anderen zu sein, gehört zu den Hauptanreizen von Tinnituspatienten.

Konfliktscheu

Trotz allen Ehrgeizes und aller Wettkampforientierung – Tinnituspatienten gehören nicht zu jenen Menschen, die problemlos Konflikte austragen können. Vor allem privaten Stresssituationen laufen sie gerne davon, anstatt sie umgehend zu lösen oder wenigstens aufs Tablett zu bringen. Typisch für sie ist das Flüchten in den Beruf oder in andere Tätigkeiten, um sich bloß nicht privaten Konflikten stellen zu müssen.

Berufliche Belastungen

Klar, dass derjenige, der im Beruf starken Lärmbelastungen ausgesetzt ist, besonders häufig von Innenohrschwierigkeiten betroffen ist. Man findet daher Tinnitus und Hörstürze oft bei Rockmusi-

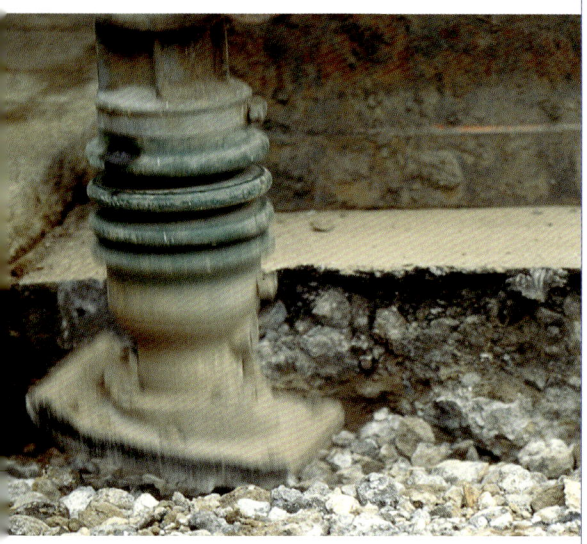

Straßenlärm ist ein Faktor, der die unangenehmen Ohrengeräusche verursachen kann.

kern, Bauarbeitern und Schreinern. Aber auch Musiker aus dem klassischen Bereich leiden häufig unter Innenohrproblemen. Hier ist dann weniger der Lärm die Ursache, als vielmehr die Tatsache, dass ihr Leben überwiegend auf ihr Gehör orientiert ist und dadurch die Sensibilität gegenüber Tinnitus gesteigert wird. Auch Lehrer zählen zu den Risikogruppen, wobei allerdings offen bleibt, ob dies an dem zunehmenden Lärm-pegel in den Schulen liegt. Zu den weiteren Risikogruppen zäh-len Selbstständige, während Arbeiter – obwohl sie häufig unter Lärm arbeiten müssen – relativ selten mit Innenohrproblemen zu tun haben. Dies ist ebenfalls ein deutlicher Hinweis darauf, dass die psychische Belastung bei Tinnitus und Hörsturz eine große Rolle spielt.

Psychische Dauerbelastungen

Eine umfangreiche Untersuchung an Hörsturzpatienten hat ergeben, dass diese Menschen häufiger als andere von den unter-schiedlichsten Lebensereignissen belastet wurden. Besonders häufig waren in ihrer Geschichte Krankheits- und Todesfälle sowie Veränderungen im Arbeitsbereich und Konflikte in pri-vaten Beziehungen zu finden. Außerdem fand die Studie heraus, dass diese Menschen negative Ereignisse als besonders belas-tend empfinden. Sie besitzen also eine starke Neigung, Rück-schläge im Leben besonders schwer zu nehmen.

Aufgestellte Ohren

Der Münchner Verhaltenstherapeut Dr. Wolfgang Keeser stell-te bei seinen Tinnituspatienten fest, dass bestimmte Muskel-stränge in ihrem Ohrbereich überdurchschnittlich angespannt sind. Die Aufgaben dieser Muskeln sind entwicklungsge-schichtlich überholt: Sie dienten uns irgendwann einmal dazu, die Ohren aufzustellen, wie man es heute noch bei Hunden und Katzen sehen kann, wenn sie erschrecken. Der Homo sapiens kann dies jedoch nicht mehr, doch ist ihm der Muskelreflex geblieben, wenn er unter Angst steht und die Hab-Acht-Hal-tung eingenommen hat. Diese Anspannung der Ohrenmuskeln reicht aus, um die Blutbahnen zum Hörsystem zusammen-zupressen. Folglich entsteht Sauerstoffnot im Innenohr, und es kann zu Tinnitus oder Hörsturz kommen.

Auch wenn es Hinweise darauf gibt, dass Hörsturz unter Stress besonders häufig auftritt: Es sind auch Fälle dokumentiert, in denen Stress überhaupt keine Rolle spielt. Der Hörsturz hat auch schon Bauern im Kaukasus und Eskimos in Grönland aus ihrer Beschaulichkeit gerissen.

Die wichtigste Fähigkeit, die Tinnituspatienten erlernen müs-sen, ist die Kraft zur produktiven Konfliktlösung – sei es im beruf-lichen, privaten oder psychischen Bereich. Wer solche Gegensätze ungelöst erlebt und erleidet, der wird auch seinen Tinnitus (noch) nicht in den Griff bekommen.

Was Sie unbedingt vermeiden sollten

Wenn die Innenohrgeräusche überhaupt nicht verschwinden wollen und der Tinnitus chronisch wird, dann neigen viele Betroffenen zur Panik: Sie springen verzweifelt von einer Therapie zur nächsten. Ihr ganzes Denken kreist nur noch um ihren Tinnitus.

In diesem Kapitel erfahren Sie, welche typischen sechs Fehler Sie unbedingt vermeiden sollten, wenn Sie einen therapeutischen Erfolg wünschen.

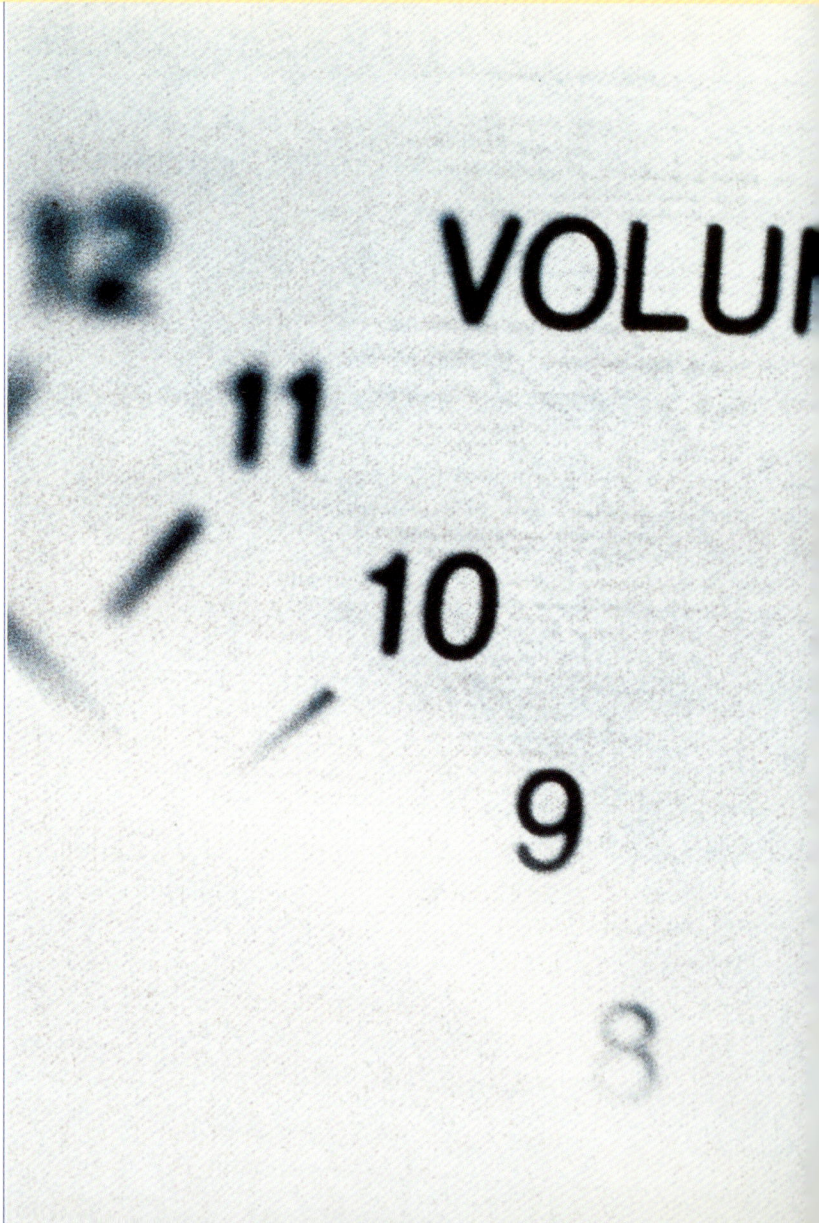

Sechs typische Fehler

Fehler 1: Zu viel Lärm und zu viel Stille

Leichter gesagt, als getan: Dennoch zählt es beim Eintreten von Hörsturz oder Tinnitus zu den wichtigsten Tugenden, die Nerven zu behalten. Denn Panik erhöht nur die Ausschüttung von Stresshormonen, die nicht nur den Blutzufluss zum Innenohr beeinträchtigen können, sondern auch die entsprechenden Anteile des Nervensystems auf die Wahrnehmung von Ohrgeräuschen festlegen.

Kurz nach dem Eintritt eines Tinnitus neigen viele Betroffene dazu, ihr Ohrgeräusch aufgeregt mit Lärm zu überdecken, indem sie beispielsweise auf die Straße laufen oder sich einen aufgedrehten Walkman aufsetzen. Versuchen Sie, dieser Neigung zu widerstehen. Denn mit Lärm können Sie den verkrampften Blutgefäßen in Ihrem Innenohr möglicherweise den Rest geben.

Absolute Schonung ist bei Tinnitus und Hörsturz ebenso falsch wie die Taktik, sie mit Hilfe von Lärm maskieren zu wollen. Beides blockiert nur die Bemühungen unseres Nervensystems, auf die Innenohrprobleme eine geeignete Lösung zu finden.

Augen zu und schlafen

Andere Betroffene klinken sich bei Tinnitus immer wieder aus dem Alltag aus, um sich im wörtlichen Sinn aufs Ohr zu legen. Auch dies ein Fehler, vor allem dann, wenn Sie sich in einen absolut ruhigen Raum begeben. Denn dadurch fokussiert sich Ihre Aufmerksamkeit auf den Tinnitus, und dies bedeutet nicht nur Stress, sondern lässt Ihr Nervensystem den Tinnitus regelrecht erlernen.

Natürlich sind Entspannung und auch ein Nickerchen für den Tinnitus- oder Hörsturzkranken grundsätzlich nicht schlecht. Aber er sollte die Pausenzeiten dazu nutzen, seinen Tinnitus wegzutrainieren. Doch davon wird später noch ausführlich die Rede sein. Prinzipiell gilt: Vermeiden Sie die akustischen Extreme. Versuchen Sie, Ihren Alltag wie gewohnt fortzusetzen.

Weder lauter Lärm noch absolute Stille ist das Richtige für Tinnituspatienten. Versuchen Sie Ihre Aufmerksamkeit von den Ohrgeräuschen fernzuhalten. Je mehr Sie sich auf den Tinnitus konzentrieren, umso schneller erlernt Ihr Gehirn diese neuen Muster.

Fehler 2: Infusionen im Krankenhaus

Sicherlich ist es richtig, nach dem Eintritt eines Hörsturzes oder eines Tinnitus direkt zum HNO-Arzt zu gehen. Dies empfiehlt sich allein schon deshalb, um die Diagnose abzusichern und die Hörfähigkeit zu überprüfen. Außerdem zeigen Sie durch diesen Besuch Ihrer Krankenkasse, dass Sie frühzeitig schulmedizinische Hilfe aufgesucht haben – dies stimmt die Assekuranz gnädiger und spendabler, wenn Sie es später einmal mit alternativen Heilmethoden versuchen wollen.

Sicherlich falsch ist es jedoch, sich von dem HNO-Arzt das in Deutschland übliche Standardprogramm gegen Tinnitus aufpressen zu lassen, was nämlich heißt: Infusionen im Krankenhaus. Denn die Infusionen mögen als Durchblutungshilfe im Akutstadium sinnvoll sein, nicht aber, wenn der Tinnitus bereits chronisch geworden ist.

In den USA sind diese Infusionen schon längst abgeschafft. Und durch den Krankenhausaufenthalt wird diese Therapie keinesfalls aufgewertet.

Der Arzt meint es wohl in der Regel gut mit seinem Patienten, wenn er ihn ins Krankenhausbett verfrachtet, weil er hofft, ihn dadurch aus dem Stress seines Alltags auszuklinken.

Stress in der Klinik

Tatsache ist jedoch, dass ein Krankenhaus in der Regel alles andere als entspannend ist: Die Ärzte hetzen im Laufschritt durch die Gänge. Ein Tinnitus- oder Hörsturzpatient ist für sie allenfalls ein Routinefall, bei dessen Behandlung man sich nicht mit Ruhm bekleckern kann. Nicht zu vergessen schließlich, dass auch ein schnarchender oder wehklagender Zimmernachbar alles andere als wohltuend für das Nervenkostüm ist, und die Trennung von der heimischen Familie für viele Betroffene als zusätzlicher Stressfaktor wirkt.

Info

Einige Tinnituspatienten berichten davon, dass sich ihre Beschwerden bei starkem Luftdruckabfall (z. B. Gewitter, nahendes Tiefdruckgebiet) spürbar verschlimmern. Die Ursachen für dieses Phänomen liegen wohl darin begründet, dass sich bei Luftdruckveränderungen auch der Druck im Mittel- und Innenohr verändert.

Also: Verzichten Sie auf den Gang ins Krankenhaus, es sei denn, dass Sie sich dort tatsächlich entspannen können. Sie können sich die (von den Krankenkassen bezahlten) Infusionen ja in ambulanter Form verabreichen lassen. Auch wenn dies möglicherweise keinen sonderlichen Effekt hat – es beruhigt zumindestens Ihr Gewissen, so dass Sie sich später nicht vorwerfen müssen, nicht alles Menschenmögliche zur Behandlung Ihres Ohrproblems unternommen zu haben.

Fehler 3: Überhöhte Aufmerksamkeit

Gerade wenn der Tinnitus oder der Hörsturz frisch ist, neigt man dazu, ihm immer wieder Beachtung zu schenken. Da wird dann der Finger auf das betroffene Ohr gelegt, um zu überprüfen, ob die aus ihm kommenden Geräusche wirklich von innen kommen oder aber vielleicht nicht doch auf eine äußere Geräuschquelle rückführbar wären. Da wird umgekehrt das gesunde Ohr zugedrückt, um zu testen, ob man mit dem abgestürzten Ohr nicht vielleicht doch wieder ein paar Vogelstimmen oder den Straßenlärm hören kann.

Einige Menschen vollführen diese Tests derart häufig, dass sie sich zu einem Tick auswachsen und sie immer wieder den Finger auf ihre Ohren stopfen, obwohl sie eigentlich gerade gar keinen Test machen.

Natürlich: Auch die Neigung zum Immer-Wieder-Austesten liegt bei Tinnitus und Hörsturz durchaus nahe. Denn wenn etwas in unserem Körper so urplötzlich kaputt gegangen ist, dann können wir diese Veränderung nicht so ohne weiteres hinnehmen, da neigen wir zwangsläufig dazu, die Funktionsfähigkeit des betreffenden Organs

Um Ihrem Tinnitus die Aufmerksamkeit zu entziehen, müssen Sie auch folgende Fragen aus Ihrem Repertoire streichen:
- ☐ Warum gerade ich?
- ☐ Wodurch wurde er verursacht?
- ☐ Wird er jemals wieder aufhören?
- ☐ Wird er mich wahnsinnig machen?

Ständiges In-sich-hinein-Hören bringt nichts. Lenken Sie sich lieber mit ruhiger Musik ab.

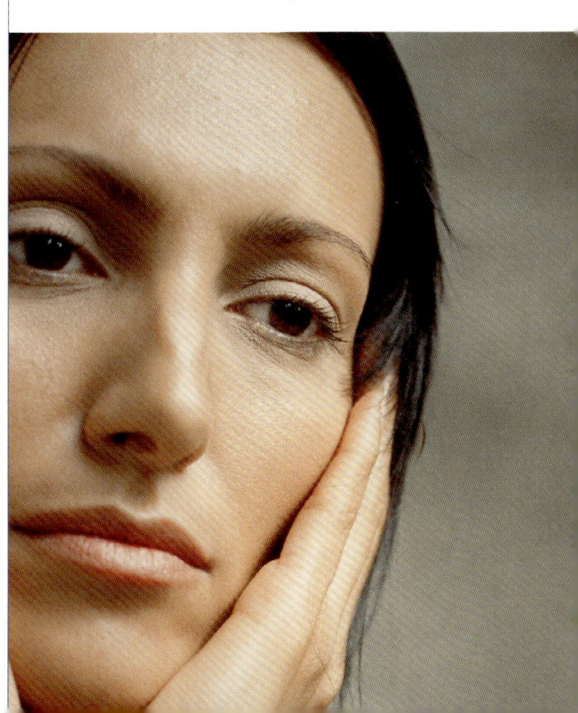

immer wieder auszuloten. Nach dem Motto: »Es war doch bislang immer alles in Ordnung. Es kann doch nicht wahr sein, dass auf einmal alles anders sein soll!«

Die Ergebnisse dieser Tests sind in der Regel frustrierend. Meistens ist der Tinnitus genauso laut wie vorher, auch an der Hörfähigkeit hat sich meistens nichts geändert. Das Einzige, was als Effekt wirklich übrig bleibt, ist die Tatsache, dass wir wieder einmal die Aufmerksamkeit auf unser Innenohrproblem gelenkt haben – und das ist für den Umgang mit Tinnitus und Hörsturz alles andere als förderlich. Daher: Versuchen Sie dem Drang zum Testen so weit wie möglich zu widerstehen. Im Winter können Sie ja beispielsweise Handschuhe anziehen, am besten Fäustlinge, denn das bremst den Drang, sich den Finger ins Ohr zu stopfen. Einen ähnlichen Effekt erzielen Sie, wenn Sie den Zeigefinger mit einer fettenden Creme einschmieren. Wer schließlich im autogenen Training fortgeschritten ist, kann bei seinen Entspannungssitzungen den Befehl einüben, dass sich jedes Mal eine innerliche Alarmglocke meldet, wenn der Zeigefinger mal wieder in Richtung Ohr wandert.

Hilfe zur Selbsthilfe

Im Zusammenhang mit der überhöhten Aufmerksamkeit stellt sich auch die Frage, ob es Sinn macht, sich einer Selbsthilfegruppe wie etwa der Deutschen Tinnitus-Liga anzuschließen. Die Vorteile einer solchen Mitgliedschaft liegen auf der Hand: Die Erfahrung, dass auch andere Menschen betroffen sind und möglicherweise sogar noch größere Probleme haben, als man selbst, tröstet und lindert etwas den Leidensdruck. Von einigen anderen Mitgliedern kann man außerdem wertvolle Tipps aufschnappen.

Nicht zu vergessen schließlich, dass gerade eine hochorganisierte Gruppe wie die Tinnitus-Liga immer auf dem aktuellen Stand der Forschung ist, was Hörsturz und Tinnitus angeht.

Das weithin bekannte Schmerzmittel (ASS, Azetylsalizylsäure) wurde früher in Labors dazu angewandt, künstlich Tinnitus zu erzeugen. Es musste dazu jedoch in hohen Dosierungen und über einen längeren Zeitraum verabreicht werden.

Es ist ein schmaler Pfad zwischen überlisteter Aufmerksamkeit für sein Innenohrproblem und dem berechtigten Informationsbedürfnis. Versuchen Sie, Ihren eigenen Weg zwischen Vergessen und aktiver Beschäftigung zu finden.

Auf der anderen Seite erschwert jedoch die Teilnahme an einer Selbsthilfegruppe das Vergessen des Problems – und gerade das Vergessenkönnen spielt ja bei Tinnitus und Hörsturz eine große Rolle: Wer regelmäßig über sein Problem redet, für den bleibt dieses Problem auch immer präsent. Wer ständig über das Ohrklingeln diskutiert, der wird es nur schwer ignorieren können. Hier gilt es daher, sorgfältig abzuwägen zwischen Trost und Informationen bzw. übersteigerter Aufmerksamkeit.

Fehler 4: Drogen und Medikamente

Von einigen Drogen und Medikamenten ist bekannt, dass sie Tinnitus verstärken können. Auf der folgenden Liste sind die wichtigsten Wirkstoffe aufgeführt.

Schädliche Wirkstoffe

- Alkohol
- Amalgam
- Arsenverbindungen
- ASS (Azetylsalizylsäure)
- Bariumverbindungen
- Benzindämpfe
- Bleiverbindungen
- Chinin
- Koffein
- Kupferverbindungen
- Lösungsmittel
- Nikotin
- Sulfonamide
- Thalliumverbindungen
- Blutdrucksenkende Medikamente
- Blutdrucksteigernde Medikamente
- Chemotherapeutika zur Krebsbehandlung
- Furosemide und andere wassertreibende Medikamente oder Heilpflanzen
- Östrogene und Gestagene, vor allem in Verbindung mit Nikotin

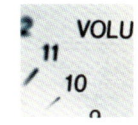

Tipp

Auch die Östrogene und Gestagene der Antibabypille sowie die Kupferanteile der Verhütungsspiralen können Tinnitus verstärken. In diesen Fällen sollte die Verhütungsmethode gewechselt werden.

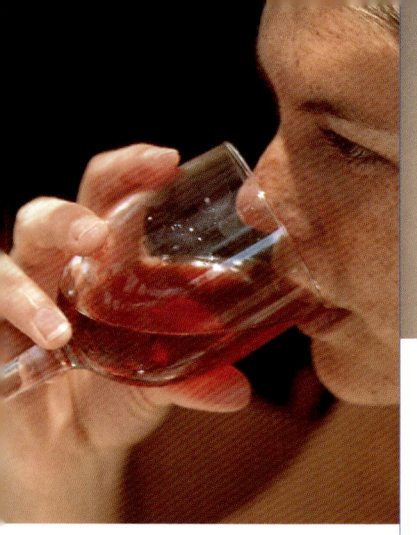

Eine gesunde, vitaminreiche Ernährung, möglichst ohne Alkohol, Nikotin und andere schädliche Substanzen, ist der Behandlung des Tinnitus in jedem Fall zuträglich.

Es hat jedoch wenig Sinn, alle hier aufgeführten Stoffe meiden zu wollen. Denn erstens ist ihre Tinnitus verstärkende Wirkung meistens nur für Einzelfälle belegt, und zweitens kann man vielen von ihnen gar nicht vollständig aus dem Weg gehen. Im Fall von wichtigen Medikamenten sollten Sie außerdem unbedingt mit dem behandelnden Arzt besprechen, ob man sie eventuell absetzen kann.

Fehler 5: Der Tinnitus ist schuld!

Tinnitus bedeutet für die betroffenen Menschen zum großen Teil eine erhebliche Belastung, die den gesamten Körper und auch die gesamte Psyche unter Stress setzt. Darüber hinaus zeigt sich Tinnitus gerade dann am liebsten, wenn wir uns in einer hektischen Situation, in Angst oder unter Druck befinden. Aus beidem folgt konkret, dass sich Tinnitus oftmals selbst hochschaukelt: Tinnitus verstärkt Stress, verstärkter Stress verstärkt den Tinnitus, und der verstärkt wieder den Stress usw.

Der Tinnitus stellt natürlich eine Belastung im Leben dar, doch er ist nicht an allem schuld, was wir als Belastung empfinden. Dies hieße seine Bedeutung gewaltig zu überschätzen.

Beliebter Sündenbock

Den Betroffenen bietet sich der Tinnitus naheliegenderweise als Hauptschuldiger für ihren Stress an, da er ja immer irgendwie da ist, wenn es drunter und drüber geht oder wenn der Stimmungsbogen nach unten zeigt.

Viele Tinnituspatienten neigen deshalb dazu, den Stress für alle möglichen Missstimmungen, Belastungen, Konflikte und dergleichen zur Verantwortung ziehen. Ihr Argument: Wenn sie nicht dieses nervtötende Pfeifen im Ohr hätten, dann würden sie insgesamt glücklicher, ausgeglichener und friedlicher sein, dann würden sie fröhlicher durchs Leben gehen und häufiger gute Stimmung verbreiten.

Psyche und Tinnitus

Tatsache ist jedoch, dass Tinnitus wohl in engem Zusammenhang mit psychischen Belastungen steht, doch dass er beileibe nicht die alleinige Ursache für alles ist, was uns unglücklich macht und unter Stress setzt.

Wenn wir ehrlich zu uns sind, werden wir feststellen, dass es häufig auch Phasen gibt, in denen der Tinnitus sich nicht bemerkbar macht, in denen wir ihn einfach vergessen. Es sind dies in der Regel jene Phasen, in denen wir beschäftigt oder konzentriert sind, von positiven Emotionen geleitet werden oder von einer angenehmen Geräuschkulisse wie etwa Meeresbrandung oder Blätterrauschen im Wald umgeben werden. Hier hat dann das Gehirn keinerlei Probleme, die Töne im Ohr einfach auszublenden.

Dann jedoch, wenn wir grübeln oder uns langweilen, wenn wir Angst verspüren oder unter unangenehmem Druck stehen, ist meistens auch der Tinnitus da. Das Gehirn hat in solchen Situationen gewissermaßen nichts besseres zu tun, oder aber, es setzt den Tinnitus gewissermaßen als Warnglocke ein, die uns signalisieren soll: Stopp, hier musst du etwas ändern, hier befindest du dich in einer negativen Situation!

Fazit: Tinnitus ist weniger die Ursache als vielmehr ein Indikator für Unglück und schlechte Stimmung. Hören Sie also damit auf, ihn für all das in Ihrem Leben verantwortlich zu machen, was Sie unglücklich macht oder Ihnen auf die Nerven geht. Interpretieren Sie ihn vielmehr als einen Mahner, der Sie dazu auffordern will, etwas in Ihrem Leben oder in einer konkreten Situation zu ändern.

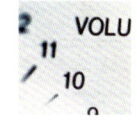

Tipp

Sie haben ein Problem mit Ihrem Innenohr? Ja gut, das ist lästig. Aber lassen Sie sich von Ihrem Tinnitus doch nicht terrorisieren. Tinnitus sollte nicht zum Zentrum Ihres Lebens, Fühlens und Denkens werden. Schenken Sie Ihrem Ohrproblem nicht zu viel Aufmerksamkeit.

Fehler 6: Therapie-Hopping

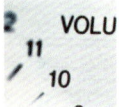
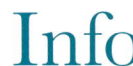

Info

Es gibt beim Tinnitus – seltener beim Hörsturz – durchaus Fälle von späten Spontanheilungen, also von Heilungen, bei denen der Tinnitus noch nach vielen Jahren ohne Therapie einfach verschwunden ist. Sie treten allerdings meistens dann auf, wenn die Betroffenen nicht darauf hoffen und den Tinnitus bereits als Problem aus ihrem Bewusstsein gestrichen haben.

Wenn ein Mensch unter starkem Leidensdruck steht, ist er auch bereit, viel auszuprobieren, um seinen Zustand zu verbessern. Von Tinnituspatienten ist bekannt, dass sie in besonderem Maß dazu neigen, von einer Therapie zur nächsten zu springen. Meistens in der Weise, dass man mit einem Verfahren der Schulmedizin beginnt, um dann auf alternative Methoden überzuwechseln. Am Ende bleiben jedoch die Erfolge häufig aus.

Sicherlich ist es richtig, eine Therapie abzubrechen, wenn sie keinen Erfolg mehr verspricht. Falsch ist es jedoch, mit einer Therapie zu beginnen, die prinzipiell schon keine Heilchancen besitzen kann. Wer sich etwa Ohrenkerzen aus der indianischen Schamanenmedizin in die Gehörgänge stopft, wird außer einem leichteren Geldbeutel kaum Erleichterung spüren. Denn den Schamanen war das Ohrensausen unbekannt, sie hatten mit ihren Ohrenkerzen ganz andere Beschwerden im Visier.

Vor- und Nachteile abwägen

Auch moderne durchblutungssteigernde Maßnahmen wie Ginkgo oder Infusionen haben nur dann halbwegs realistische Chancen, wenn das Tinnitusproblem noch am Anfang steht. Später jedoch, wenn es chronisch geworden ist, hat sich das Krankheitsgeschehen aus dem Innenohr in die Nervenbahnen und ins Gehirn verlagert – und dort helfen keine durchblutungssteigernden Maßnahmen mehr. Hier sind dann neurologisch und psychotherapeutisch orientierte Techniken gefragt.

Darüber hinaus sollte man stets bedenken, wie bei einer Therapie das Verhältnis von Aufwand und Nutzen bzw. von Risiko und Nutzen aussieht. Wer etwa seinen Körper restlos von Amalgam befreien will, weil er glaubt, dass ihm das helfen kann, sollte bedenken, dass diese langwierige und mit Schmerzen verbundene Tortur nur von wenigen Zahnärzten sauber und einwandfrei durchgeführt wird. Nicht selten wird dabei der Körper von anfallenden Amalgamresten überschwemmt. Und ob der Tinnitus danach verschwunden ist oder sich nicht vielmehr durch den Stress und den rabiaten Beschuss mit Bohrgeräuschen verschlimmert, ist absolut offen.

Auch die Kombination von mehreren Therapien macht wenig Sinn. Die Therapiemarschroute »Viel hilft viel« verpufft fast immer im Leeren, egal, ob es sich bei der Erkrankung um Tinnitus, Krebs oder einen Schnupfen handelt. Richtig ist vielmehr, sich einen bestimmten Aspekt der Erkrankung vorzunehmen und ihn gezielt zu behandeln. Wollen Sie, dass der Tinnitus erträglicher wird und Sie weniger unter Depressionen leiden, so empfehlen sich Behandlungsformen wie Psychotherapie oder Johanniskraut. Wollen Sie, dass er leiser wird, so empfiehlt sich, Ihr Gehirn mit psychischen Trainingsmethoden an ihn zu gewöhnen und mit leisen Ablenkungsgeräuschen zu umspülen. Und wenn man bei Ihnen festgestellt hat, dass Ihre Halswirbel blockiert sind, dann – und nur dann – kommt möglicherweise ein Einrenken bei einem Chiropraktiker infrage. Doch auf die einzelnen Therapiemethoden und ihre Ziele und Chancen werden wir später noch ausführlich zu sprechen kommen.

Vorsicht vor Wunderheilern!

Wunder gibt es immer wieder – doch beim Tinnitus wartet man auf sie in der Regel umsonst. Es ist daher Skepsis angebracht, wenn Ihnen ein Therapeut die Komplettheilung Ihres chronischen Ohrensausens verspricht. Eine vollständige Heilung von Tinnitus ist prinzipiell nur möglich, indem man Ihnen ein komplett neues Innenohr, komplett neue Nervenbahnen und komplett neue Hörverarbeitungsteile Ihres Gehirns einpflanzen würde. Derartiges ist bislang unmöglich, und so wird es wohl auch bleiben. Vertrauen Sie lieber jenen Heilverfahren, die einen bestimmten Teilaspekt Ihres Tinnitus im Visier haben.

Tinnitus erfolgsorientiert behandeln heißt, ihn zu verstehen und sich bestimmte Aspekte seines Erscheinungsbilds herauszusuchen, um sie gezielt zu behandeln. In den Medien werden zwar immer wieder neue Methoden angepriesen, die den Tinnitus angeblich komplett zum Verschwinden bringen, doch sie sind allesamt als unseriös einzustufen.

Hilfreiche Therapien und Heilmittel

Die Vielzahl möglicher Therapien und Heilmittel für Tinnitus wirkt sehr verwirrend. Immer wieder hört und liest man von sensationellen Erfolgen bei einem Mittel, das andere Tinnituspatienten wiederum als nahezu wirkungslos abtun. Hier tut Aufklärung not. In diesem Kapitel erfahren Sie alles über die Wirkungsweise, über Chancen und Risiken der 17 beliebtesten Verfahren und Heilmittel.

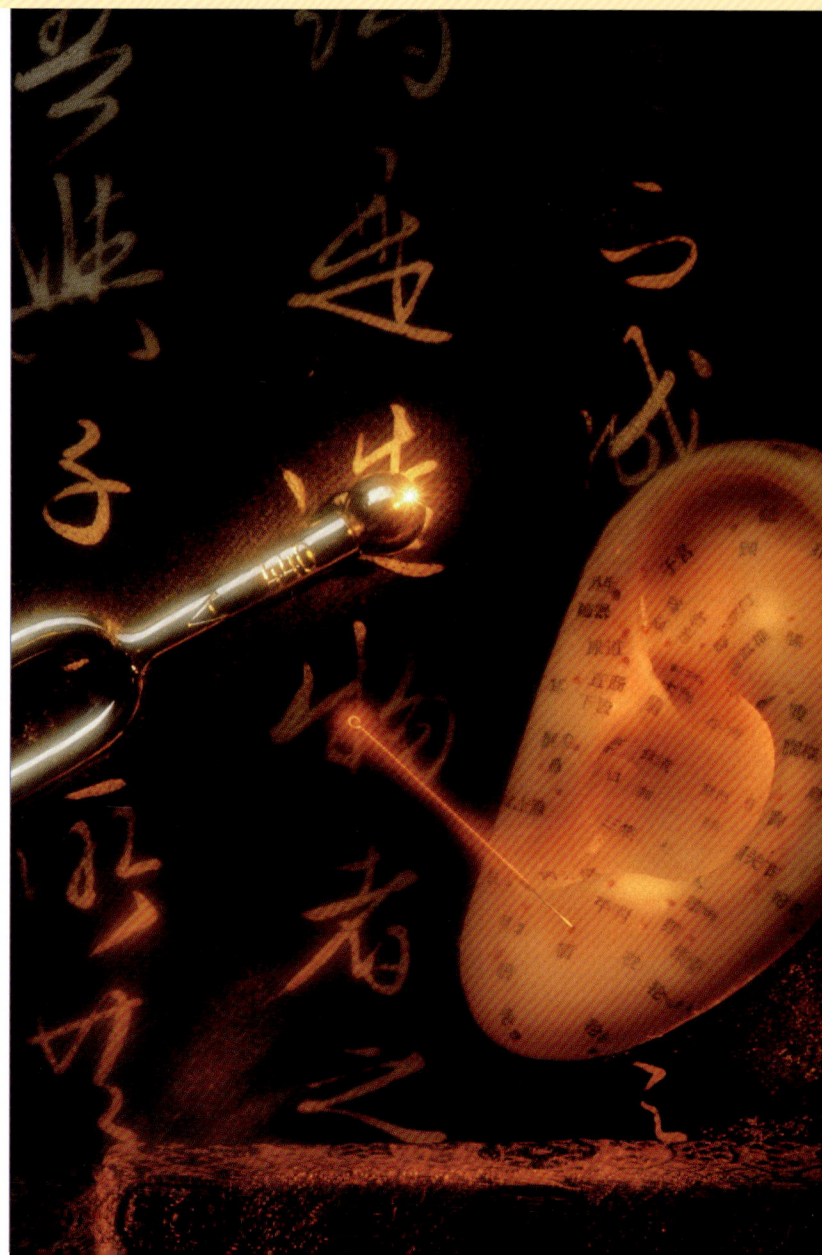

Was Ihnen wirklich hilft

Akupunktur

Die älteste Beschreibung der Akupunktur stammt aus dem Jahr 1127 vor unserer Zeitrechnung, doch auch Mitteleuropas älteste Mumie – Ötzi – soll Akupunktureinstiche auf seinem Körper haben. Ab dem 17. Jahrhundert drang die Akupunktur verstärkt zu den Europäern durch, ein regelrechter Boom setzte im Westen Anfang der siebziger Jahre des 20. Jahrhunderts ein. Hier wurde sie dann auch erstmals von der wissenschaftlichen Medizin ernsthaft eingesetzt.

Das Verfahren

Die Methode besteht darin, den Körper mit zwei bis vier Zehntel dicken Nadeln an ausgewählten Stellen entlang bestimmter Linien, der Meridiane, zu punktieren. Die Einstichtiefe kann je nach Akupunkturschule 3 bis 80 Millimeter betragen. Die Nadeln bleiben etwa 10 bis 30 Minuten in der Einstichstelle. Die Akupunktur erfolgt ein- bis dreimal wöchentlich.

Gemäß traditionell-chinesischer Medizin besteht das Ziel darin, durch die Einstiche den in den Organen gestauten Energiefluss zu normalisieren und die in ihnen wirksamen Urkräfte Yin und Yang auszugleichen. Aus wissenschaftlicher Sicht geht man davon aus, dass durch den Nadelstich an den Akupunkturpunkten vermehrt körpereigene, schmerzlindernde Endorphine freigesetzt werden. Darüber hinaus konnte beobachtet werden, dass die Spannung des vegetativen Nervensystems und bestimmter Muskeln herabgesetzt und an bestimmten Stellen die Durchblutung verbessert wird, auch kann durch die Reizung die Ausschüttung des körpereigenen Kortisons gesteigert werden. All diese Aspekte können natürlich auch für den Tinnitus von Bedeutung sein.

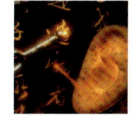

Tipp

Die Zahl akupunktierender Ärzte nimmt immer mehr zu. Es gibt jedoch keine einheitliche Regelung dazu, wer auf seinem Praxisschild diese uralte Heilkunst ausweisen darf. Auf der Homepage der Deutschen Akademie für Akupunktur (www.akupunktur-arzt.de) kann eine Liste qualifizierter Akupunkturärzte abgerufen werden. Unter www.akupunktur.de gibt es eine Suchmaschine, mit der in den einzelnen Postleitzahlbezirken nach qualifizierten Ärzten gesucht werden kann.

Die Akupunktur wird von einigen Krankenkassen bezahlt, der Patient sollte jedoch in jedem Fall vor Behandlungsbeginn die Zahlungsbereitschaft seiner Kasse abklären.

Die Chancen

Es existieren einzelne positive Fallberichte zu Tinnitus und Akupunktur, wissenschaftliche Studien existieren allerdings nicht. Insgesamt ist die Akupunktur jedoch einen Versuch wert. Der Grund: Wenn man Tinnitus als Aufmerksamkeitsstörung begreift, kann es immer sinnvoll sein, die Energiebahnen in unserem Körper umzulenken. Eine komplette Heilung durch Akupunktur ist jedoch unmöglich, sie wird von seriösen Akupunkteuren auch nicht ins Visier genommen. Das Ziel ist vielmehr, die Aufmerksamkeit vom Tinnitus wegzulenken und ihn dadurch vom bösen Feind zu einem guten Freund zu machen. Schwierig ist es allerdings, in Deutschland einen guten Akupunkteur zu finden. Gerade unter Ärzten finden sich viele, die sich ihr entsprechendes Wissen in einem Crash-Kursus am Wochenende angeeignet haben.

Lieber zum Profi

Ein Tipp: Die besten Akupunkteure sind in der Regel die, die sich dieser traditionsreichen Heilkunst nicht nur nebenbei, sondern mit vollem Herzen gewidmet haben, die also fast ausschließlich mit traditioneller chinesischer Medizin arbeiten und auf ihrem Praxisschild nicht noch unzählige andere Naturheilverfahren aufgelistet haben. Nichts spricht dagegen, dass Sie den Akupunkteur einfach nach seiner Qualifikation fragen. Zur Orientierung: Die deutsche Akupunkturgesellschaft sieht eine Mindestausbildungszeit von 140 Stunden vor.
Eine Akupunktursitzung kostet zwischen 35 und 70 Euro. Akupunktur steht nicht im Leistungskatalog der gesetzlichen Krankenkassen, die damit also nicht zur Erstattung verpflichtet sind.

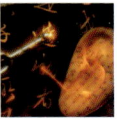

Info

Eine Akupunktursitzung dauert 30 bis 45 Minuten. Die ersten Besserungen sollten sich bei chronischem Tinnitus spätestens nach sechs Sitzungen einstellen. Wie viele Sitzungen letzten Endes notwendig sind, hängt davon ab, wie sich die Beschwerden des Patienten entwickeln.

Nach Prüfung des Einzelfalls kommt es jedoch vor, dass die Kosten ganz oder teilweise übernommen werden. Die Bereitschaft dazu ist von Kasse zu Kasse sehr unterschiedlich.

Autogenes Training

Wenn es um Entspannungstechniken geht, wird autogenes Training am häufigsten genannt. Sein geistiger Vater ist der Berliner Nervenarzt Johannes Heinrich Schultz, dessen erste Veröffentlichung dazu unter dem Titel »Autogene Organübungen« im Jahre 1926 erschien.

Das Verfahren

Das Grundprinzip des autogenen Trainings besteht darin, sich durch selbsthypnotische Übungen in einen Zustand der tiefen Entspannung zu begeben, die aber gleichzeitig durch hohe Konzentration auf den eigenen Körper und die in ihm ablaufenden Vorgänge gekennzeichnet ist.

Das autogene Training wird heute von vielen Personen und Institutionen (Ärzten, Psychologen und Volkshochschulen) in Kursen zum Erlernen angeboten. Ein Kurs dauert in der Regel acht Wochen (meist eine Doppelstunde pro Woche), er hat allerdings nur Erfolg, wenn der Teilnehmer auch zu Hause übt. Vereinzelt übernehmen die Krankenkassen einen Teil der Kosten. Es empfiehlt sich, vor Kursbeginn den Versicherungsträger zu fragen. Nach einer Einweisung kann der Patient die Übungen auch in Eigenregie weiterführen und immer weiter verfeinern. Voraussetzung ist aber das konsequente tägliche Training.

Die Chancen

Durch das autogene Training kann eine erheblich höhere Entspannungstiefe als bei der progressiven Muskelentspannung nach Jacobson erzielt werden. Es ist jedoch schwerer erlernbar,

Das autogene Training ist am Anfang sehr zeitaufwändig, später jedoch recht zeitsparend. »Autogen Durchtrainierte« sind durchaus in der Lage, Körper und Psyche durch das Aufsagen einer einzigen Formel in einen Zustand der tiefen Entspannung fallen zu lassen.

Wenn Sie sich als Tinnituspatient für das autogene Training als Entspannungsmethode entscheiden, sollten Sie es jedoch nicht unter schallfreien Bedingungen betreiben, um nicht Ihre Aufmerksamkeit auf den Ohrton zu lenken. Unterlegen Sie daher Ihre autogenen Übungseinheiten stets mit einer angenehmen Geräuschkulisse.

da die im autogenen Training gesuchte »gleich schwebende Aufmerksamkeit«, also die Konzentration ohne Willensanstrengung, für den kopfgeleiteten Mitteleuropäer schwer nachzuvollziehen ist.

Viele Tinnituspatienten berichten außerdem davon, dass sie beim Erlernen der autogenen Übungen eine Verstärkung des Tinnitus spüren würden. Der Grund: Beim autogenen Training ist der Übende ganz auf sich und seine Fähigkeit zur konzentrativen Entspannung angewiesen. Ihm stehen also keine Kletterseile zur Verfügung, an denen er sich in die Selbstversenkung hineinhangeln könnte und die ihn zielsicher daran vorbeileiten könnten, seinem Tinnitus erhöhte Aufmerksamkeit zu schenken.

Tinnituspatienten sollten auf jeden Fall Entspannungsübungen in ihren Tagesblauf integrieren.

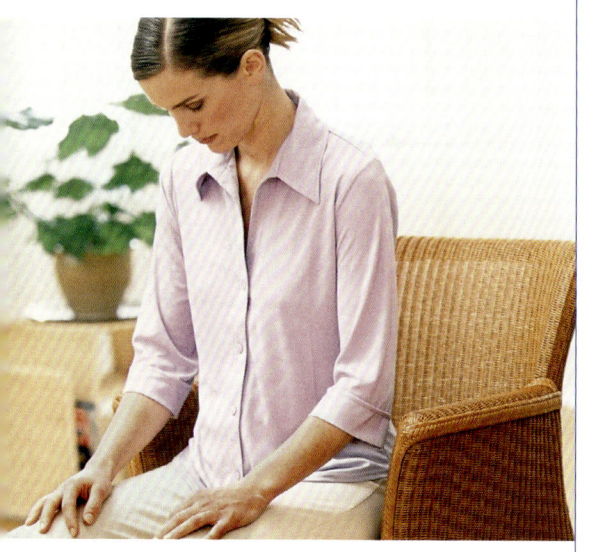

Eventuelle Verschlimmerung

Mit anderen Worten: Beim autogenen Training als eine bestimmte Form der Konzentrationsübung besteht immer die Gefahr, dass sich die Konzentration auf den Tinnitus lenkt und diesen dadurch verschlimmert.

Bei anderen Entspannungsformen wie etwa dem Tiefenentspannungstraining oder der Tennisballtherapie am Kopf ist diese Gefahr geringer, denn hier wird die Aufmerksamkeit von einem objektiv wahrnehmbaren Reiz (Muskelanspannung bzw. Tennisball) beansprucht und dadurch vom Tinnitus abgelenkt.

Fazit: Für einen besonders stressgeplagten Tinnituspatienten kann die Anwendung von autogenem Training sinnvoll sein. Doch er sollte es vorher mit anderen, leichter erlernbaren, unproblematischeren Entspannungstechniken wie Tiefenentspannung nach Jacobson (siehe Seite 55) und der Tennisballtherapie am Kopf (siehe Seite 53) versuchen.

Biofeedback

Das Verfahren

Das Biofeedback ähnelt im Wesentlichen dem autogenen Training. Der entscheidende Unterschied zwischen beiden Methoden besteht darin, dass der Übende beim Biofeedback durch akustische oder optische Signale gelobt wird, wenn es ihm gelungen ist, einen bestimmten Entspannungszustand in seinem Körper zu erreichen. Diese Signale werden durch Messgeräte hervorgerufen, die beim Übenden angelegt wurden und bei ihm bestimmte körperliche Zustände – wie etwa Schweißproduktion, Muskelspannung oder Atmung – messen. Die ausgelösten Signale sind einerseits Ausdruck der erreichten Messwerte für die Entspannung, andererseits stellen sie aber auch für den Patienten eine wichtige Erfolgskontrolle dar.

Die Ziele des Biofeedbacks ähneln grundsätzlich denen aller Entspannungstechniken beim Tinnitus: Es soll den Patienten umfassend entspannen, besser auf Stress reagieren lassen und die Aufmerksamkeit dergestalt schulen, dass sie konstant vom Tinnitus abgelenkt wird.

Wer Biofeedback betreiben will, braucht entsprechende Messgeräte. Diese findet er entweder in den Praxen von einigen Psychotherapeuten oder Psychologen, oder aber er kauft sie sich selbst. Letzteres sollte aber erst geschehen, nachdem man eine entsprechende detaillierte Einweisung von einem Therapeuten erfahren hat.

Die Chancen

Biofeedback liegt dem modernen Mitteleuropäer mehr als das autogene Training, da es ihm konkrete Rückmeldung über seine erzielten Entspannungszustände vermittelt – und das kommt seinem Bedürfnis nach konkreten und fassbaren Fakten entgegen. Mittlerweile liegen auch einige ermutigende Testergebnisse

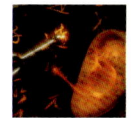

Info

Biofeedback eignet sich vor allem für jene Patienten, die zwar entspannungswillig sind, aber mit den traditionellen Entspannungsverfahren Probleme haben. Ziel soll es jedoch sein, nach einiger Zeit auch ohne die Rückmeldung der Biofeedback-Messgeräte entspannen zu können.

über Tinnitus und Biofeedback vor. Demzufolge erreichen etwa 80 Prozent der Patienten mit Biofeedback zumindestens eine Linderung ihrer Beschwerden, bei etwa zehn Prozent kommt das Ohrgeräusch sogar komplett zum Erliegen. Diese Studien lassen allerdings offen, ob den betroffenen Patienten nicht durch den Plazeboeffekt geholfen wird, also dadurch, dass sich bei ihnen in Anbetracht des technischen Aufwands des Biofeedbacks ein Zustand vertrauensvoller Zuversicht einstellt, der ihren Gesundheitszustand positiv beeinflusst. In diesem Fall wäre dann ja das Biofeedback nicht der eigentliche Tinnitushelfer, sondern vielmehr die Gefühle und Stimmungen, die sie beim Patienten auslösen.

Nichtsdestoweniger kann Biofeedback durchaus einen Versuch wert sein, vor allem für jene Menschen, bei denen der Tinnitus ins Zentrum des Lebens gerückt ist.

Beim Biofeedback werden die altbewährten Techniken des autogenen Trainings mit hochmodernen Messtechniken kombiniert. Es ist ein Beispiel dafür, dass sich Tradition und Fortschritt durchaus wirksam verknüpfen lassen.

Durchblutungsfördernde Mittel

Das Verfahren

Die bekanntesten durchblutungsfördernden Medikamente sind Pentoxifyllin und Ginkgoextrakt. Ziel dieser Mittel ist es, die Sauerstoffversorgung im Innenohr zu verbessern. Die Anwendung erfolgt entweder oral über die Einnahme entsprechender Tabletten bzw. Tropfen oder aber durch Infusionen.

Die Chancen

Durchblutungsfördernde Mittel machen allenfalls im Anfangsstadium der Innenohrerkrankungen Sinn. Im späteren Verlauf haben sie jedoch keine Chancen mehr, da sich das Krankheitsgeschehen zunehmend in die Nervenbahnen und ins Gehirn verlagert. Dies gilt auch für den – nicht nur unter Alternativmedizinern und Heilpraktikern beliebten – Ginkgo biloba. In

Eine weitere, sehr risikoarme Möglichkeit zur Durchblutungssteigerung im Innenohr bieten Magnetfolien, die vor dem Ohr über dem Schläfenknochen aufgebracht werden. In Studien wurde gezeigt, dass sie sogar die Mangeldurchblutung an den Füßen von Diabetikern lindern können. Man erhält sie unter dem Namen »LiTai« in den Apotheken.

einer Studie der Universität Birmingham an 978 Tinnituspatienten zeigten nach einer zwölfwöchigen Kur gerade mal zehn Prozent eine Linderung ihrer Beschwerden – und damit erging es ihnen nicht besser als denjenigen, die lediglich ein Scheinmedikament (Plazebo) erhielten.

Hyperbare Sauerstofftherapie

Das Verfahren

Die hyperbare Sauerstofftherapie zielt darauf ab, die Sauerstoffversorgung im Innenohr zu verbessern. Dazu werden die Patienten in spezielle Kammern gesetzt, in denen ein Überdruck erzeugt wird, um auf diese Weise den Sauerstoff ins Blut hineinzupressen. Die Anwendung ist recht aufwändig und teuer. Die Kosten werden auf Antrag von den Krankenkassen übernommen. Als Entscheidungsrichtlinie hat sich hier durchgesetzt, dass die Kassen nur dann zahlen, wenn zuvor traditionelle Therapien wie die Infusionen gescheitert sind.

Die Chancen

Der Aufenthalt in der Überdruckkammer erhöht lediglich den Sauerstoffanteil im Blut, nicht aber den Anteil in den roten Blutkörperchen. In unserem flüssigen Blut werden jedoch gerade einmal ein Prozent der gesamten Sauerstoffmenge produziert. Nach Ansicht von Kritikern ist das zu wenig, um einen Effekt im Innenohr erzielen zu können. Nach Ansicht von Befürwortern sei jedoch gerade der Sauerstoffanteil des flüssigen Bluts im Innenohr besonders wichtig, da die dortigen Blutbahnen extrem dünn und fein verästelt sind.
Einige Studien weisen darauf hin, dass die hyperbare Sauerstofftherapie bei frischen Hörstürzen hilfreich sein kann. Wobei Wissenschaftler allerdings bezweifeln, dass sie hier besser wirkt

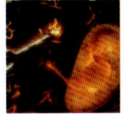

Info

Zu den wenigen klaren medizinischen Indikationen der hyperbaren Sauerstofftherapie gehören Gasbrand (Infektion durch anaerobe Bakterien) und Taucherkrankheit. Bei Tinnitus ist der Einsatz der hyperbaren Sauerstofftherapie jedoch stark umstritten. Bei chronischem Tinnitus ist diese Therapie in jedem Fall sinnlos.

als die üblichen Infusionen, und die stehen – im Unterschied zu den Überdruckkammern – wenigstens im Erstattungskatalog der Krankenkassen. In der Behandlung von chronischem Tinnitus ist die Sauerstofftherapie in jedem Fall sinnlos. Denn hier geht es nicht mehr um einen Sauerstoffnotstand im Innenohr, sondern um Fehler bei der Schallverarbeitung von Nerven.

Infusionen

Das Verfahren

Die Infusionen bestehen aus Stärketeilchen, die so groß sind, dass sie von den Nieren nicht so leicht und schnell ausgeschieden werden können. Sie verbleiben dadurch länger im Blut, und dadurch, dass sie trotz ihrer Größe aber immer noch kleiner sind als die roten Blutkörperchen, verdünnen sie das Blut – und verdünntes Blut kommt besser in die winzigen Blutgefäße des Innenohrs.

In Deutschland verordnen die meisten HNO-Ärzte bei akutem Tinnitus und Hörsturz zunächst einmal Infusionen mit so genannten niedermolekularen Blutexpandern. Dieser Behandlung liegt die Grundthese zugrunde, dass Tinnitus und Hörsturz durch eine Durchblutungsmangelsituation im Innenohr hervorgerufen werden. Die Taktik der Blutexpander besteht nun darin, dass sie das Blut ausdehnen bzw. ausdünnen, so dass es besser durch geschädigte und verkrampfte Adern fließen kann.

Chancen

Die wissenschaftliche Beweislage zur Wirksamkeit von Infusionen ist dünn. Bei chronischem Tinnitus hat sie ohnehin keine Chancen, da sich hier das Geschehen in Bereiche des Gehirns verlagert hat, die durch eine Verbesserung der Durchblutung im Innenohr nicht mehr beeinflusst werden können. Und auch der akute Hörsturz bildet sich in der ersten Woche in fast 90 Prozent der Fälle teilweise und in knapp 70 Prozent der Fälle vollständig zurück – und das von ganz allein. Durch den Einsatz von Infusionen wird diese Quote nicht entscheidend erhöht. Von einigen Ärzten werden daher die Expanderinfusionen als Alibitherapie angeprangert, in den USA wurden sie schon vor geraumer Zeit aus dem Behandlungsprogramm gestrichen.

Hilfreiche Akutmaßnahme

Nichtsdestoweniger möchten wir bei akutem Hörsturz und Tinnitus zur Infusionstherapie raten. Denn wenn sich Ihre Innenohrprobleme binnen der ersten Tage erledigen sollten, hat sie Ihnen ja offenbar zumindestens nicht geschadet. Und auch, wenn sich trotz der Infusionen nichts an Ihrem Innenohrschaden getan haben sollte, haben sie möglicherweise ihren Zweck erfüllt. Denn als chronischer Tinnitus- oder Hörsturzkranker werden Sie später immer wieder anderen Betroffenen begegnen, die Ihnen davon erzählen, wie wunderbar ihnen die Infusionen geholfen hätten (auch wenn man Ihnen allerdings keinen Beweis dafür vorlegen kann). Und spätestens dann werden sich – falls Sie beim akuten Eintritt der Erkrankung auf Infusionen verzichtet haben – nagende Zweifel bei Ihnen einstellen, nach dem Muster: »Warum habe ich damals bloß auf die Infusionen verzichtet? Möglicherweise hätten sie mir doch irgendwie helfen können.«

Vorbeugung gegen Zweifel

Daher unser Rat: Allein um späteren Gewissensbissen und Zweifeln den Wind aus den Segeln zu nehmen, sollten Sie es beim frischen Tinnitus oder Hörsturz getrost mit Infusionen versuchen. Denn sie kosten allenfalls ein paar Stunden, in denen Sie am Tropf hängen müssen. Ansonsten werden sie von der Krankenkasse bezahlt, und ihr Nebenwirkungsrisiko ist ausgesprochen gering.

Verzichten Sie aber darauf, sich für die Infusionen im Krankenhaus einquartieren zu lassen! Denn ein Wechsel von Ihrer vertrauten häuslichen Umgebung auf die Station einer Klinik wird Ihre Konzentration vollständig auf den Tinnitus lenken. Damit erlernt Ihr Organismus unerwünschte Konzentrationsmuster. Versuchen Sie lieber, Ihren normalen Alltag aufrechtzuerhalten und nicht ausschließlich an Ihr Ohr zu denken.

Info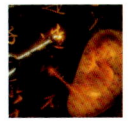

Blutverdünnende Infusionen sind in ihrer Wirksamkeit stark umstritten. Dennoch gehören sie in Deutschland zum Standardprogramm bei der Behandlung von akutem Tinnitus und Hörsturz. Ob Sie sich dafür oder dagegen entscheiden, hängt davon ab, wie selbstbewusst Sie sind, und ob Sie später imstande sind, die Berichte von angeblichen Heilungen durch die Infusionen – die Sie hierzulande immer wieder hören werden – richtig einzuordnen.

Johanniskraut (Hypericum perforatum)

Das Verfahren

Die größten Erfahrungen mit Johanniskraut bei der Tinnitusbehandlung wurden bislang an der Universitäts-HNO-Klinik Rostock gesammelt. Ursprüngliche Absicht war es, durch Hypericum die drohenden Depressionen bei Tinnituspatienten zu verhindern. In der Tat konnte bei vielen Patienten das Befinden deutlich verbessert werden, wobei diese jedoch auch zum Teil

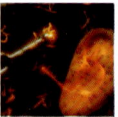

Info

Zu den häufigen Begleitsymptomen des Tinnitus gehört die Schlaflosigkeit. Auch hier kann Johanniskraut eine wirkungsvolle Hilfe sein, da es die Ausschüttung von schlafbestimmenden Hormonen wie Melatonin und Serotonin zu stabilisieren vermag.

Entspannende Wirkung

Das Nachlassen der Geräusche durch Johanniskraut lässt sich aus wissenschaftlicher Sicht durchaus schlüssig erklären:

■ Hypericum fördert die Entspannung des gesamten Nervensystems und damit die Entspannung der Muskulatur. Auf diese Weise löst es auch muskuläre Verspannungen im Nacken- und Kieferbereich, die ja bei einigen Arten von Tinnitus bedeutsam sein können.

■ Hypericum erhöht die Aktivität von Serotonin, das in unserem Körper die Freisetzung von schmerzlindernden und glücksfördernden Substanzen anregt. Die Folge: Die betroffenen Menschen fühlen sich insgesamt entspannter und gelöster. Dies führt wiederum zu einer grundsätzlichen Bereitschaft unseres Gefühlszentrums – des limbischen Systems –, den Ohrgeräuschen weniger Dramatik und Bedrohung zuzuschreiben.

■ Hypericum greift insgesamt in unseren Neurotransmitterhaushalt im Gehirn ein. Diese Transmitter sind zuständig für die Übertragung von einer Nervenzelle zur anderen. Wenn man die pharmazeutischen Wirkungsweisen von Johanniskraut betrachtet, erscheint es durchaus denkbar, dass es auch beruhigend auf die Reizleitung in den Hörbahnen eingreifen kann.

davon berichteten, die Ohrgeräusche weniger zu bemerken als früher. Die antidepressive Wirkung von Johanniskraut scheint bei vielen Patienten gut angeschlagen zu haben.

Die Chancen

Bei lange bestehendem (therapieresistentem) und den Patienten stark belastendem Tinnitus ist Johanniskraut durchaus einen Versuch wert. Seine Wirkungen zeigen sich jedoch erst nach etwa drei Wochen.

Zur innerlichen Anwendung eignen sich in erster Linie Hypericumpräparate mit Extrakt, weil der Hauptwirkstoff Hyperforin im Teeaufguss verloren geht. In der Dosierung richtet man sich am besten nach den Packungsbeilagen.

Bleibt die Frage nach den Nebenwirkungen: Schon länger bekannt ist, dass Johanniskraut dadurch, dass es die Wirkung von Licht erhöht, zu Hautentzündungen mit Juckreiz und Rötungen führen kann. Allerdings wurde dieser Effekt bislang nur sehr selten beobachtet. Von größerer Bedeutung ist da schon, dass Johanniskrautextrakt die Wirkung von Digoxin einschränkt, einem Wirkstoff, der in vielen Herzmedikamenten zu finden ist. Ansonsten zählt Johanniskraut zu den Heilpflanzen mit sehr guter Verträglichkeit. Es zeigt auch – im Unterschied zu den meisten anderen psychoaktiven Medikamenten – keinerlei Wechselwirkungen mit Alkohol und Psychopharmaka. Während Schwangerschaft und Stillzeit wird allerdings grundsätzlich von der Einnahme von Johanniskraut abgeraten.

Klangtherapie

Schon länger ist bekannt, dass bestimmte Klänge und Musikstücke den Heilungsverlauf von Krankheiten beeinflussen können. Für den Philosophen Arthur Schopenhauer etwa bestand der höhere Sinn von Musik darin, dass sie in uns zu einer natür-

Wenn ein Arzt eine schwere psychische Belastung durch den Tinnitus feststellt und daraufhin ein Johanniskrautpräparat verschreibt, wird dies auch von den Krankenkassen bezahlt.

Wer Medikamente zur Herzstärkung einnimmt, der sollte unbedingt auf Johanniskraut verzichten, denn das Hypericum bremst die Wirksamkeit von Digoxin.

Der berühmteste Klangtherapeut ist Alfred Tomatis. Er behandelte u. a. die Sängerin Maria Callas – diese allerdings nicht wegen Hörproblemen, sondern wegen Schwierigkeiten mit der Stimme.

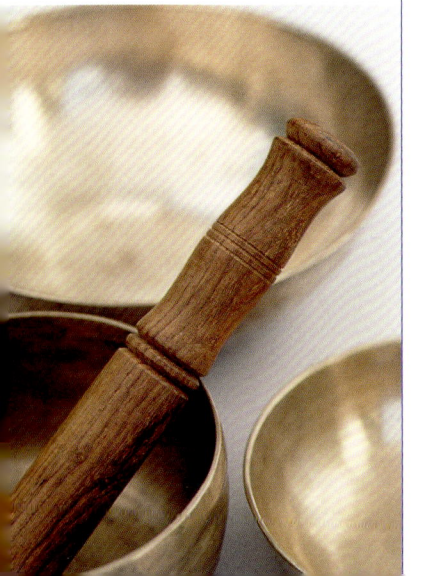

Bei der Therapie mit Musik und Klängen können auch die Obertöne von Klangschalen eine heilsame Wirkung entfalten.

lichen Verneinung des Willens führen könne, uns also von problematischen Zwängen, Trieben, Aggressionen und Ängsten befreie.

Das Verfahren

Mittlerweile existieren mehrere Schulen der Klangtherapie, einige von ihnen zielen auch auf die Behandlung von Tinnitus. Die meisten Richtungen gehen auf die Forschungen des französischen HNO-Arztes Alfred Tomatis zurück.

Mittlerweile haben sich in der Klangtherapie des Tinnitus vor allem drei Therapien herausgebildet:

❑ Das Wegtrainieren der Störgeräusche

Ausgangspunkt ist hier das Wissen, dass unser Gehirn in der Lage ist, Töne und akustische Reize zu filtern und je nach ihrer Bedeutung unterschiedlich stark bzw. gar nicht wahrzunehmen. Die Musiktherapie spielt daher dem Patienten klassische Musik vor, meistens ein Violinkonzert von Mozart. Ein Stück vollendeter Harmonie, dem nun ein gleich lauter Störton eingespeist wird, der in seiner Frequenz dem Tinnituston entspricht. Es wird also ein tinnitusähnliches Störsignal in die Musik eingebaut, das unser Gehirn natürlich aus dem harmonischen Gesamtgefüge der Musik herausfiltern will. Meistens bewältigt es diese Aufgabe mit Bravour. Die Hoffnung der Therapeuten geht nun dahin, dass das Gehirn diese Leistung später auch im Alltag schafft, also auch hier in der Lage ist, den störenden Tinnituston aus dem allgemeinen Klanggeschehen herauszufiltern.

❑ Das Anheben der schwachen Hörfrequenzen

Ein anderes Klangheilungskonzept bei Tinnitus verordnet den Patienten das Hören klassischer Musik (vor allem Bach und Mozart), in der mit Hilfe eines Equilizers genau jene Tonlagen angehoben wurden, die dem Tinnitus bzw. den Schwächen in den Hörkurven der Patienten entsprechen. Hiermit sollen die Problembereiche in den Gehörschnecken der Patienten trainiert werden. Wenn also jemand in den Frequenzbereichen von vier bis sechs Kilohertz Hörschwächen zeigt, so werden nach Vorstellungen der Klangtherapie genau diese Frequenzen in der Musik angehoben, um die für diese Frequenzen zuständigen Haarzellen zu mobilisieren.

❑ Mentales Musikmotivationstraining

Diese Methode verwendet eine ursprünglich für Schmerzpatienten zusammengestellte und individuell variierbare Klangkomposition. Sie soll Entspannung durch Musik bieten und verzichtet auf das oben beschriebene tinnitusähnliche Störelement bei der Musikwahrnehmung. Ziel ist eine verstärkte Selbstkontrolle des Patienten und eine Veränderung seiner Verhaltensweisen, die er selbst als nicht richtig erkannt hat. Eine Kassette wird wie ein Medikament für den Bedarfsfall mit nach Hause gegeben. Einige Krankenkassen übernehmen inzwischen die Kosten für die zweiwöchige ambulante Therapie.

Die Chancen

Die einzelnen Klangtherapien werden mittlerweile auch in Deutschland von einigen seriösen Ärzten und Therapeuten als Tinnitusbehandlung durchgeführt. Es existieren auch zahlreiche positive Fallberichte dazu. Offen bleibt allerdings, ob es sich bei diesen Erfolgsfällen nicht um Plazeboeffekte handelt, die dadurch entstehen, dass die Patienten ja bei der Klangtherapie eine starke Zuwendung und intensive Betreuung erfahren und dadurch von sich aus starke Selbstheilungskräfte entwickeln. Auf jeden Fall muss man stark in Zweifel ziehen, ob sich defekte Hörzellen durch Musik wieder zu neuem Leben erwecken lassen. In der Regel heißt es: Ist eine Haarzelle im Innenohr erst einmal untergegangen, dann kann man daran auch nichts mehr ändern. Unbestritten ist allerdings, dass gerade klassische Musik eine intensive Entspannung erzeugt und insgesamt die Psyche harmonisiert. Dass klassische Musik auch Tinnitus-

Es gibt bekanntermaßen sehr viele Musikrichtungen, und deswegen kann natürlich trefflich darüber gestritten werden, welcher Musikstil für die Therapie von Tinnitus am geeignetsten ist. Es muss nicht unbedingt klassische Musik sein, auch die moderne Musik hat geeignete Kompositionen vorzuweisen.

geräusche zu verdecken mag, ist ebenfalls klar. Allerdings: Nicht alle Tinnitusfälle reagieren positiv auf Maskierung durch laute Musik, in einigen Fällen kommt es auch zu einer Verschlimmerung. In den anderen Fällen hält die Maskierung in der Regel nur kurze Zeit an, um dann den Tinnitus ein oder zwei Stunden wieder mit unveränderter Lautstärke aufflammen zu lassen.

Von daher ist sinnvoller, die Musik nicht als Maskierung, sondern zum Tinnitus-Retraining einzusetzen. Dies bedeutet, dass sie dem Patienten nur sehr leise eingespielt wird, so dass der Tinnitus hörbar bleibt und das Gehirn des Patienten trainieren kann, den Tinnitus aus dem Wahrnehmungsfeld zu verbannen. Wie dies im Einzelnen aussehen kann, werden Sie ab Seite 56 genauer erfahren.

Ursache oder Wirkung? Bei der Musiktherapie ist es wissenschaftlich nicht exakt nachzuweisen, welche heilende Wirkung die Klänge besitzen. Manchmal funktioniert Musik auch nur als Ablenkung vom Tinnitusproblem.

Kortisontherapie

Das Verfahren

Kortison zählt sicher zu den Arzneistoffen mit zahlreichen Nebenwirkungen, man sollte es jedoch nicht verteufeln. Gerade in seiner kurzfristigen Behandlungsform, wie sie beim Hörsturz üblich ist, besitzt es nur ein geringes Risiko.

Die Kortisontherapie wird von einigen Medizinern zur Behandlung von Hörstürzen eingesetzt. Ausgangspunkt ist die Beobachtung, dass bei einigen Hörsturzpatienten das Immunsystem ähnlich wie bei einer Autoimmunkrankheit (eine typische Autoimmunkrankheit ist beispielsweise die Arthritis) verändert war. Es zeigte sich vor allem eine Verschiebung im Verhältnis zugunsten der immunaktiven T-Helferzellen, zulasten der immununterdrückenden T-Supressorzellen. Mit anderen Worten: Bei diesen Patienten ist die Körperabwehr derart aus der Balance, dass sie sich nicht nur gegen unerwünschte Eindringlinge, sondern auch gegen körpereigene Zellen wie etwa die Haarzellen im Innenohr richtet. Mit Hilfe von Kortison können nun diese Immunattacken unterdrückt werden; darüber hinaus werden auch die dadurch hervorgerufenen Entzündungen gelindert.

Die Chancen

Die Behandlung mit Kortisonpräparaten konnte sich bislang nicht durchsetzen; von alternativen Ärzten wird sie aufgrund des Reizworts »Kortison« ohnehin abgelehnt. Grundsätzlich ist zu ihrer Verteidigung zu sagen, dass sie beim Hörsturz relativ kurz und mit stetig absteigender Dosierung zum Einsatz kommt. Das Risiko von Nebenwirkungen ist daher gering.

Auf der anderen Seite gibt es jedoch keine verlässlichen Zahlen darüber, ob Kortison bei Hörstürzen tatsächlich helfen kann. Dennoch macht es möglicherweise Sinn, Kortison zur Behandlung von akutem Hörsturz einzusetzen, weil ja bei einigen Patienten autoimmune und entzündliche Veränderungen gefunden wurden. Bei chronischem Tinnitus und Hörsturz besitzt es hingegen keinerlei Chancen mehr.

Krankengymnastik und Chiropraktik

Schon länger ist bekannt, dass Halswirbelsäule und Nackenmuskeln an der Entstehung von Tinnitus und Hörsturz beteiligt sein können und dass durch bestimmte Handgriffe oder gymnastische Übungen in diesem Bereich Innenohrprobleme gelindert werden können. Eines der bekanntesten Beispiele ist der Amerikaner Andrew Still. Er ließ sich wegen seiner Hörstörungen und Kopfschmerzen mit manipulativen Handgriffen im Hals-Nacken-Bereich behandeln und wurde dadurch komplett geheilt. Darüber war er so begeistert, dass er Medizin studierte und 1874 in Kirksville eine eigene Schule eröffnete – die erste Schule für Osteopathie (Knochenleiden).

Das Verfahren

Wissenschaftler fanden heraus, dass zwischen den Nervenendigungen der Nackenmuskulatur und den Hörbahnen in der Tat Nervenverbindungen bestehen. Dies bedeutet, dass Span-

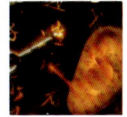

Info

Schäden im Bereich der Halswirbelsäule sind weit verbreitet. 50 Prozent der erwachsenen Menschen zeigen Abnutzungserscheinungen an Wirbelkörpern oder Wirbelgelenken. Bei 25 Prozent besteht eine Fehlhaltung einzelner Wirbel oder der gesamten Halswirbelsäule.

Wer beim Kauen ein Verstärken der Ohrgeräusche bemerkt, besitzt damit einen deutlichen Hinweis, dass seine Kiefergelenke oder seine Kiefermuskeln an seinem Innenohrproblem beteiligt sind. Er sollte sich um eine Überweisung zum Krankengymnasten bemühen und zu Hause selbst mit gymnastischen Übungen für den Kieferbereich beginnen.

Chiropraktiker können sicherlich zahlreiche Probleme wieder einrenken. Bei Tinnitus jedoch ist Vorsicht angeraten: Manche chiropraktischen Handgriffe können Tinnitus sogar erst auslösen.

nungsveränderungen in der Nackenmuskulatur nicht ohne Folgen für das Innenohr bleiben. Wenn sich also Nackenmuskeln infolge von Stress oder Halswirbelblockaden chronisch verspannen, so können hierdurch auch die Hörbahnen in ihrer Funktion beeinträchtigt werden. Im Umkehrschluss kann natürlich eine Entspannung der Nackenmuskeln auch positive Effekte auf die Schallverarbeitung haben.

Kiefer und Ohr

Doch nicht nur Halswirbelsäule und Nackenmuskeln, auch Gelenke und Muskeln im Kieferbereich besitzen enge Verbindungen zum Gehörsinn. So haben sich in der Evolution gleichzeitig mit den Kaumuskeln Teile des Mittelohres aus dem Kiefergelenk heraus entwickelt. Der Mensch der Gegenwart hört also mit Teilen seines früheren Kiefergelenks, und die Kaumuskeln werden von denselben Nervenbahnen versorgt wie das Ohr. Dementsprechend können Funktionsstörungen im Kieferbereich durchaus Einfluss auf das Hörvermögen haben. Und dies bedeutet wiederum im Umkehrschluss, dass es sinnvoll sein kann, bei der Therapie von Tinnitus und Hörsturz auch eine Beseitigung von Problemen im Kieferbereich anzustreben.

Vorsicht vor Risikobehandlungen!

Die Behandlung im Bereich von Kiefer und Halswirbeln ist jedoch nicht unproblematisch. Wer glaubt, dass man alle Wirbelprobleme mit einem Knacks beim Chiropraktiker einrenken kann, ist auf dem Holzweg. Mitunter kommt es sogar dazu, dass chiropraktische Handgriffe Tinnitus auslösen oder verstärken. Krankengymnastische Übungen sind hier sicher die sanftere und risikoärmere Alternative, da sie in dem sensiblen Bereich an Hals und Kiefer für eine längerfristige Stabilisierung sorgen können. Sie werden auch von den Krankenkassen in der Regel bezahlt, wenn eine ärztliche Überweisung vorliegt.

Die Chancen

Dass Zusammenhänge zwischen Nacken- und Kieferproblemen mit dem Bereich des Ohrs bestehen, kann nicht bestritten werden. Die Münchner Krankengymnastin und Ärztin Dr. Elisabeth Schneider untersuchte 450 Patienten mit Hörstörungen und Tinnitus und stellte dabei fest, dass 178 (ca. 40 Prozent) von ihnen gleichzeitig auch noch an Nackenschmerzen und 162 (ca. 36 Prozent) ebenfalls an Kopfschmerzen litten. Diesen Menschen ließ sich in ihren Hörproblemen durch krankengymnastische Übungen bzw. Chiropraktik gut helfen. Nichtsdestotrotz darf bei einem Tinnituspatienten, der Nacken- oder Kieferbeschwerden hat, nicht zwangsläufig ein Zusammenhang angenommen werden. Vor allem darf auch nicht darauf geschlossen werden, dass er sich in jedem Fall mit Hilfe von Chiropraktik oder Krankengymnastik heilen ließe. Die Entstehungsgeschichten für Tinnitus und Hörsturz sind zu komplex, als dass man sie einseitig auf eine Ursache zurückführen dürfte.

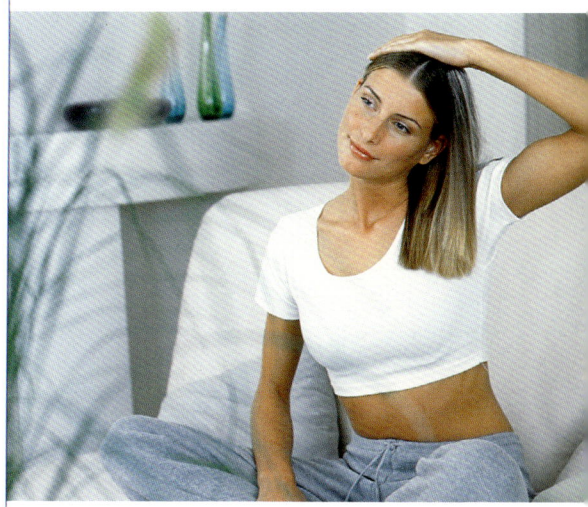

Lockerungs- und Entspannungsübungen für die Hals- und Nackenmuskulatur wirken sich positiv auf die Anfälligkeit für Ohrengeräusche aus.

Dennoch sollten Sie in den folgenden Fällen krankengymnastische Übungen machen und sich deshalb an einen Therapeuten überweisen lassen:

☐ Wenn Ihre Ohrgeräusche sich bei Bewegungen von Hals oder Kiefer deutlich verändern

☐ Wenn Sie schon vor Entstehen Ihres Tinnitus bzw. Hörsturzes unter Beschwerden im Kiefer- und Nackenbereich wie Nackenschmerzen, Spannungskopfschmerzen, Knacken in der Halswirbelsäule oder im Kiefergelenk sowie Zähneknirschen gelitten haben

Darüber hinaus kann es aber auch anderen Patienten nicht schaden, zumindest ein paar gymnastische Übungen für den Hausgebrauch durchzuführen, und das möglichst regelmäßig. Denn wer an chronischem Tinnitus oder Hörsturz leidet, muss immer damit rechnen, dass sich sein Leiden durch Kiefer- und Nackenprobleme verschlimmert. Hier können gymnastische Übungen eine wirkungsvolle Prophylaxe darstellen.

Neuraltherapie

Das Verfahren

Bei der Neuraltherapie werden lokale Betäubungsmittel (vor allem Lidocain) auf die Rückseite des so genannten Warzenfortsatzes gespritzt (das ist der Knochenvorsprung, den man hinter der Ohrmuschel tasten kann). Ziel ist, zwei Nervenwege zu betäuben, die das Innenohr mit dem oberen Teil der Halswirbelsäule verbinden. Durch ihre Betäubung sollen reflektorische Prozesse in Gang gesetzt werden, die den Tinnitus dämpfen und eine Steigerung der Innenohrdurchblutung bewirken. Die Neuraltherapie muss von einem speziell ausgebildeten Mediziner durchgeführt werden. Ihre Kosten werden von einigen Krankenkassen übernommen.

Die Chancen

Es existieren Fallberichte, wonach die Neuraltherapie den Tinnitus ganz oder teilweise zum Verschwinden gebracht hat. Die Besserungen waren jedoch oft nicht stabil, die Ohrgeräusche kehrten dann nach einigen Tagen oder Wochen wieder zurück. Zudem existiert bisher keine wissenschaftliche Vorstellung darüber, durch welche Wirkungen der Injektionen eigentlich der Tinnitus gedämpft wird.
Fazit: Die wissenschaftliche Datenlage zur Neuraltherapie ist dünn. Trotzdem kann sie einen Versuch wert ein, denn Injektionen am Warzenfortsatz sind in der Regel risikofrei. Sollte es allerdings nach der ersten Injektion zu einer Verstärkung des Tinnitus kommen, muss die Behandlung abgebrochen werden.

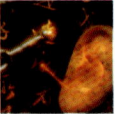 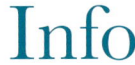

Nähere Auskünfte zur Neuraltherapie und ihren Therapeuten gibt es bei der Internationalen medizinischen Gesellschaft für Neuraltherapie, Am Promenadenplatz 1, 72250 Freudenstadt. Tel. 07441/918580.

Quecksilberausleitung

Der medizinische Zahnfüllstoff Amalgam enthält bekanntlich Quecksilber. Dieses Metall wird von nicht wenigen Ärzten für eine ganze Reihe von Erkrankungen verantwortlich gemacht, darunter auch Tinnitus und Hörsturz. Demzufolge kann es hier sinnvoll sein, eine Entgiftung des Körpers einzuleiten. Dazu müssen nicht nur die Amalgamfüllungen komplett entfernt werden, sondern auch jene Anteile des Giftes, die bereits im Körper sind.

Quecksilber ist ein Gift, das auf Nervenzellen wirkt. Dadurch kann es auch zu Hörsturz und Tinnitus führen.

Das Verfahren

Hier wird in der alternativen Medizin vor allem auf das homöopathische Mittel Mercurius solubilis gesetzt. Eine andere Möglichkeit sind die so genannten Chelatbildner, hierbei handelt es sich um organische Verbindungen, die mit Metallen wie Quecksilber stabile Komplexe eingehen, die dann über den Urin ausgeschieden werden. Die Quecksilber- bzw. Amalgamentgiftung bedeutet natürlich für den Patienten einen großen Aufwand, der von den Krankenkassen in der Regel nicht übernommen wird. Darüber hinaus sollte zuvor wirklich sicher sein, ob der betreffende Patient tatsächlich mit Quecksilber belastet ist.

Die Chancen

Als gesichert gilt, dass Quecksilber Tinnitus und Hörsturz hervorrufen kann, da es insgesamt die Funktionstüchtigkeit der Nervenzellen beeinträchtigt. Nicht gesichert ist allerdings, ob auch quecksilberhaltige Amalgamfüllungen dazu führen können. Wissenschaftliche Untersuchungen der jüngeren Zeit weisen wohl darauf hin, dass auch Amalgam in großen Mengen zu Tinnitus und Hörsturz führen kann, doch es wäre voreilig, es für nahezu alle Innenohrprobleme verantwortlich zu machen. Allein die Tatsache jedenfalls, dass sich bei sehr vielen Tinnitus- und

Bevor Sie Ihre Amalgamfüllungen entfernen lassen, sollten die Nachteile und tatsächlich existierenden Chancen dieser aufwändigen und belastenden Prozedur sorgsam abgewogen werden.

Hörsturzpatienten große Amalgammengen im Mund finden lassen, ist kein Beweis – denn dieses Material gehörte jahrzehntelang zum Standard zahnärztlicher Behandlungen, während die Zahl der Tinnitusfälle erst in den letzten Jahren zugenommen hat.

Die Zahl und Größe der Amalgamfüllungen lässt keinen Schluss auf die tatsächliche Quecksilberbelastung des betreffenden Patienten zu, da das Gift aus den Füllungen zum Inneren des Organismus doch diverse physikalische und chemische Hürden überspringen muss. Es wäre daher sinnvoll, die tatsächliche Quecksilberbelastung im Körper zu messen – und gerade das scheint recht problematisch zu sein.

Risiken und Nebenwirkungen

So gibt es in Deutschland mittlerweile mehrere Messtechniken zum Erheben der konkreten Quecksilberbelastung des Körpers, doch viele von ihnen sind unzuverlässig und möglicherweise sogar schädlich. Die Heidelberger Poliklinik für Zahnerhaltungskunde warnt vor allem vor dem so genannten Ausschwemm- oder Mobilisationstest sowie der Kaugummi- oder Speicheluntersuchung. Den Heidelberger Wissenschaftlern zufolge werden hier gar nicht die im Organismus tatsächlich vorhandenen Quecksilberbelastungen gemessen. Statt dessen werden künstlich hohe Momentwerte erzeugt, indem man Quecksilber im Körper freisetzt – und dies ist nicht nur wissenschaftlich unkorrekt, sondern möglicherweise auch gefährlich. Der Patient sollte sich im Klaren sein, dass eine komplette Quecksilberentgiftung aufwändig ist und von den Krankenkassen in der Regel nicht finanziert wird. Das Herausreißen der Amalgamfüllungen gehört in die Hände eines qualifizierten Zahnarztes, der die Füllungen so aus Ihren Zähnen bohrt, dass keine Amalgamreste in Ihre Speiseröhre fallen und den Quecksilbergehalt Ihres Körper weiter erhöhen.

Bitte nicht übertreiben! Wer gerade mal ein paar wenige Amalgamfüllungen im Mund hat, der leidet mit hoher Wahrscheinlichkeit nicht an Quecksilbervergiftung. Lassen Sie im Zweifelsfall den Quecksilberwert in Ihrem Organismus testen.

Lassen Sie sich nicht verrückt machen! Solide und ordentlich ausgeführte Amalgamfüllungen allein haben noch keine Quecksilbervergiftung bewirkt. Die höchste Quecksilbergefahr tritt erst bei der Entfernung der Füllungen ein.

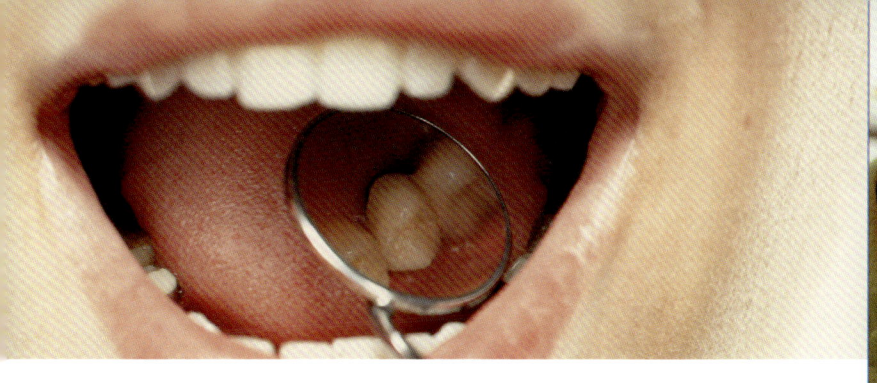

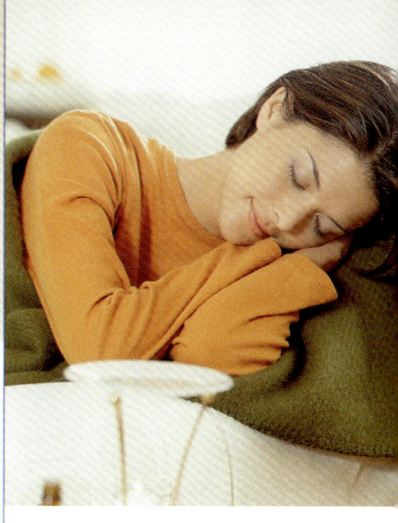

Ein weiteres Problem liegt darin, dass selbst wenn sicher wäre, dass Amalgam zum Innenohrschaden führt, es eher unwahrscheinlich ist, chronischen Tinnitus und Hörsturz mit einer Rundumentgiftung beheben zu können. Denn der Innenohrschaden steht lediglich am Anfang dieser Erkrankungen, zum chronischen Ohrensausen kommt es jedoch durch Fehlregulationen im Zentralnervensystem: Das Duo Gehirn-Innenohr hat verlernt, Stille zu erzeugen. Und mit einer Entgiftung wird man daran nichts ändern können.

Ein zu hoher Quecksilberanteil im Körper kann gesundheitliche Schäden, wie z. B. Tinnitus, hervorrufen und auch zu Müdigkeit und Abgeschlagenheit führen.

Selbsthypnose

Das Verfahren

Entspannungstechniken wie das autogene Training arbeiten bereits mit Mitteln der Selbsthypnose, um bestimmte körperlich-geistige Zustände hervorzurufen. Beim Tinnitus kann es nun Sinn machen, diesen Aspekt noch weiter zu betonen. Hauptinstrument der Selbsthypnose ist die so genannte Visualisierung. Ausgangspunkt ist hier die Erkenntnis, dass es in unserem Organismus zahlreiche Vorgänge gibt, die ohne unser bewusstes Zutun ablaufen. Dazu zählen beispielsweise die Atmung, die Hautdurchblutung oder das Blinzeln der Augen. Sie alle werden in erster Linie von unserem autonomen Nervensystem gesteuert, funktionieren also, ohne dass sie ständig von unserem Bewusstsein kontrolliert werden müssen. Einige dieser Vor-

Jeder Mensch kann sich selbst hypnotisieren. Das zentrale Verfahren ist dabei die Visualisierung, mit der Körperfunktionen bewusst gesteuert werden können. Wenn Sie sich vorstellen, auf einem glühend heißen Strand zu liegen, dann können Sie mit diesem Bild Ihr Temperaturempfinden und die Schweißproduktion Ihres Körpers beeinflussen.

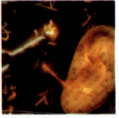

Info

Die Selbsthypnose ist eine tragende Säule des so genannten Selbst-Managements bei Tinnitus, das von Hamburger Psychologen entwickelt wurde. Nähere Informationen dazu gibt es in der »Psychologischen Praxis für Verhaltensmedizin und Psychotherapie«, Tel. 040/5113249.

gänge lassen sich jedoch kurzfristig auf die bewusste Stufe emporheben und damit auch willentlich von uns beeinflussen. Dazu gehören beispielsweise das Atmen und das Blinzeln, die beide durch direkte Befehle wie »Ich unterbreche meine Atmung« oder »Ich blinzle mit dem rechten Auge!« steuerbar sind.

Andere Funktionen jedoch wie der Blutfluss, die Magensaftausschüttung oder die Schweißproduktion sind nicht so ohne weiteres von uns kontrollierbar. Sie müssen gewissermaßen überlistet werden, indem man sie nicht mit direkten, sondern mit indirekten, verschlüsselten Befehlen anspricht.

Beispiel Hautdurchblutung: Hier macht es wenig Sinn, sich selbst den Befehl zu geben: »Die Durchblutung in der Haut wird gesteigert«. Derartige Sätze sind für autonome Funktionen wie die Hautdurchblutung zu abstrakt, als dass sie darauf reagieren würden. Wer sich jedoch ganz intensiv vorstellt, im Sommer auf einem sonnendurchfluteten Stand zu liegen, wird schon bald ein warmes Gefühl in der Haut spüren – ein sicheres Zeichen dafür, dass dort die Durchblutung gesteigert wurde. Und genau diesen Vorgang der intensiven Vorstellung bezeichnet man als Visualisierung.

Heilende Vorstellungen

Mit anderen Worten: Für viele unserer autonomen Funktionen, die taub sind für unsere direkten Befehle, bleibt uns nichts anderes übrig, als sie regelrecht zu beschummeln, indem wir sie in eine Scheinwelt voller Bilder und Symbole führen.

Psychosomatiker haben nun festgestellt, dass sich über derartige Visualisierung auch der Heilungsverlauf von Krankheiten beeinflussen lässt. Dazu zählt der Tinnitus. Auch er lässt sich durch Visualisierungen günstig beeinflussen. Mittlerweile arbeiten in Deutschland bereits einige Psychologen recht erfolgreich mit der Selbsthypnose, um Tinnitus zu behandeln.

Die Chancen

Tinnitus wird hauptsächlich durch eine Fehlregulation im Nervensystem hervorgerufen, und dementsprechend groß sind daher die Chancen, ihn durch psychologisch orientierte Therapieverfahren beeinflussen zu können. Voraussetzung für eine erfolgreiche Selbsthypnose ist jedoch, dass der Patient bereits ausreichend in einer Entspannungstechnik geübt ist.

Tennisballtherapie am Kopf

Das Verfahren

Methodisch ist die Tennisballtherapie eine Erweiterung der so genannten Gate-Controll-Technik, bei der im gesamten Körperbereich mit Bällen gearbeitet wird. Das Ziel dieser Tür-Kontroll-Technik besteht darin, den Patienten sich derart auf den Ball konzentrieren zu lassen, dass der krankhafte und ihn belastende Reiz in den Hintergrund tritt. Für unseren Fall heißt dies also konkret: Die Wahrnehmung wird auf einen bestimmten Reiz gelenkt und fokussiert, so dass der Tinnitus von unserem Nervensystem im wahrsten Sinne übersehen wird. Dieser Effekt wirkt sich nicht nur etwa auf die Dauer der Gate-Controll-Übungen aus, sondern hält – wenn man die Übungen täglich durchführt – zeitlich noch weitaus länger an.

Konzentration auf die Kopfregion

Die Krankengymnastin und Schmerztherapeutin Martina Peter hat nun festgestellt, dass es für bestimmte Gesundheitsprobleme wirksamer sein kann, die Tennisballarbeit ausschließlich auf den Kopf zu beschränken. Dies gilt für Kopfschmerzen und Schmerzen, die von der Wirbelsäule herrühren, dies gilt jedoch auch für den ebenfalls im Kopf angesiedelten Tinnitus. Wenn der Patient beispielsweise sein Hinterhaupt auf den Ball ablegt und

Unser Nervensystem arbeitet nach dem Prinzip, unbedeutende Reize gegenüber bedeutungsvollen Reizen auszublenden und als Nichts erscheinen zu lassen. Konzentrative Übungsformen wie die Tennisballtherapie am Kopf setzen auf dieses Prinzip. Sie verfolgen das Ziel, dass der Tinnitus für uns an Bedeutung verliert und dadurch in den Hintergrund gedrängt wird.

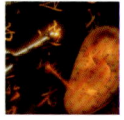

Info

Wenn der Arzt eine Über-
weisung zum Krankengym-
nasten ausstellt, wird die
Tennisballtherapie am Kopf
von der Krankenkasse
bezahlt. Informationen zur
Tennisballarbeit und ein
entsprechendes Therapeu-
tenverzeichnis gibt es beim
Neuromedizinischen Fort-
bildungszentrum in Bad
Hersfeld, Tel. 06621/65883.

sich intensiv vorstellt, wie aus der Filzkugel Hitze in seinen Kopf hineinströmt, bis beide zusammenschmelzen, dann werden nicht nur Spannungen in Kopf, Kiefer und Nacken, sondern auch Blockaden im oberen Bereich der Wirbelsäule abgebaut. Beide Vorgänge können sich durchaus vorteilhaft auf den Verlauf von Tinnitus auswirken – Halswirbelblockaden und Verspannungen der Muskeln im Kiefer- und Halsbereich werden von Ärzten immer wieder genannt, wenn nach den Ursachen von Tinnitus und Hörsturz gefragt wird.

Darüber hinaus sorgt die Tennisballarbeit am Kopf dafür, dass der Mensch seinen Kontrolldrang abbaut und nicht alles zwanghaft festhalten will.

Ein typisches Beispiel: Nach einer Kopfballübung in Seitenlage, bei der die Filzkugel seinen Kinnbereich abgetastet hat, soll er sich vorstellen, wie sich der Unterkiefer vom Kopf löst, durch den Behandlungsraum fliegt und dann wieder zurückkehrt. Bei derartigen Visualisierungen werden nicht nur die Muskeln locker, der betreffende Mensch lernt außerdem, etwas von sich gehen zu lassen und es nicht zurückhalten zu wollen – ein Aspekt, der gerade für Tinnituspatienten, die oft unter starken Kontrollzwängen stehen, sehr wichtig sein kann.

Die Chancen

Weil die Therapie unsere Wahrnehmung beeinflussen und krankhafte Reize als bedeutungslos in den Hintergrund drängen will, besitzt die Tennisballtherapie grundsätzlich realistische Chancen bei der Behandlung von Tinnitus. Ganz zu schweigen davon, dass sie gezielt in muskuläre und orthopädische Probleme des Hals- und Nackenbereichs eingreift, die als Mitauslöser und Verstärker von Tinnitus und Hörsturz gelten.

Eine Übungseinheit mit dem Tennisball am Kopf dauert eine halbe Stunde. Wunderdinge dürfen allerdings nicht erwartet werden. Wichtiger als der spontane Heilerfolg ist die Erfahrung des Patienten, dass er an sich selbst arbeiten kann, dass er aktiv sein Problem in den Griff bekommen kann. Darüber hinaus bietet die Tennisballarbeit am Kopf den Vorteil, dass sie nach entsprechendem Training auch zu Hause durchführbar ist.

Tiefenentspannungstraining

Das Verfahren

Das Tiefenentspannungstraining (auch progressive Muskelrelaxation, PMR, genannt) wurde in den 1920er Jahren an der Harvard-Universität in Chicago von Edmund Jacobson entwickelt. Der Patient soll dabei erlernen, stufenweise die Entspannung seiner Muskulatur zu erreichen. Das zugrunde liegende Prinzip: Die Muskulatur wird zunächst einmal angespannt, um etwas später losgelassen, also entspannt zu werden. Die Ziele dieser Übungen:

☐ Wenn die Muskeln nach einer starken statischen Anstrengung gelöst werden, fallen sie schneller und tiefer in den Entspannungszustand, als wenn man sie ohne vorherige Anspannung entspannt hätte.

☐ Die tiefe muskuläre Entspannung weitet sich auf den gesamten Körper und auch auf die Psyche aus.

Die Chancen

Die progressive Muskelentspannung ist sicherlich kein gezieltes Verfahren zum Beheben von Tinnitus, aber eine recht wirksame Entspannungstechnik. Insofern das Ohrensausen einen engen Zusammenhang mit Stress besitzt, kann daher das Jacobson-Training auch zu einer Besserung des Tinnitus führen. Nicht umsonst wird es von Patienten, die von der Tinnitus-Liga nach ihren Erfahrungen befragt wurden, als eines derjenigen Therapieverfahren genannt, die ihnen wirksam helfen konnten.

Die Tiefenentspannung erlernt man am besten in einem entsprechenden Kurs, der von einem Psychologen oder Mediziner geleitet wird, beispielsweise an einer Volkshochschule. Einige Krankenkassen übernehmen auf Anfrage einen Teil der Kosten. Nach dem Kurs können dann die Übungen problemlos auch zu Hause oder am Arbeitsplatz durchgeführt werden.

Der Nachteil des Tiefenentspannungstrainings besteht darin, dass die Übungen recht lange dauern, bis zu 40 Minuten pro Tag (Fortgeschrittene können jedoch später diese Zeit deutlich abkürzen!). Sein Vorteil: Im Unterschied zu den meisten anderen Entspannungstechniken ist es für jeden Patienten leicht erlernbar. Gerade wir Menschen aus dem Abendland haben es ja in der Regel schwer, uns selbsttätig in einen entspannten Zustand hineinzuversenken und mehr oder weniger passiv hineintreiben zu lassen, wie das etwa bei der Meditation üblich ist. Demgegenüber beginnt die Tiefenentspannung mit muskulären Aktivitäten – und das Aktiv-Sein liegt den Menschen aus unserem Kulturkreis nun einmal mehr als die passive Selbstversenkung.

Fazit: Für Tinnituspatienten mit starker Stressbelastung ist das Tiefenentspannungstraining nach Jacobson in jedem Fall einen Versuch wert. Die Übungseinheiten sollten allerdings mit sanfter Geräuschkulisse unterlegt werden, um das Fixieren auf den Tinnitus während der Entspannung zu vermeiden.

Tinnitus geht oft Hand in Hand mit muskulären Verspannungen, vor allem im Kiefer-, Hals- und Nackenbereich. Hier kann man durch das Tiefenentspannungstraining nach Jacobson wirksam ansetzen.

Tinnitus-Retraining

Das Tinnitus-Retraining (abgekürzt TRT) hat seinen Ursprung in England (Jonathan Hazell und Ross Coles) und den USA (Pawel Jastreboff). Ausgangspunkt ist die These, wonach der chronische Tinnitus nicht im Innenohr, sondern vom Gehirn produziert wird, ähnlich dem Phantomschmerz, der ja vom Betroffenen auch intensiv empfunden werden kann, obwohl das zu ihm gehörende Organ gar nicht mehr existiert. Demzufolge hat es auch keinen Zweck, das Innenohr zu behandeln, sondern Ziel muss es vielmehr sein, das Gehirn dazu zu bewegen, die Produktion der Ohrgeräusche einzustellen.

Wie kann es aber nun gelingen, das Gehirn zum Verlernen der Ohrgeräusche zu bewegen? Jeder Tinnituspatient weiß ja nur zu gut, dass es keinen Zweck hat, sich ständig einzureden, dass die

Tinnitus und Phantomschmerz sind sich ähnlich: Der Beinamputierte spürt Schmerzen im Bein, und der Tinnituspatient hört ein Klingeln im Ohr, obwohl dies objektiv nicht existiert. Beide leiden unter hausgemachten Empfindungen, die von ihrem Gehirn in Zusammenarbeit mit anderen Teilen des Zentralnervensystems produziert wurden.

Geräusche eigentlich gar nicht da sind und deswegen gefälligst zu verschwinden hätten. Im Gegenteil! Der energische Wille, den Tinnitus irgendwie zum Verschwinden zu bringen, führt oft dazu, dass er erst recht ins Bewusstsein tritt. Wer sich bewusst vornimmt, etwas zu vergessen, wird erst recht immer wieder daran erinnert.

Das Verfahren

Das Gehirn muss also auf andere Weise davon überzeugt werden, den Tinnitus zu ignorieren. Dies gelingt am besten, so der Ansatz des TRT, wenn wir es mit Reizen füttern, die denen des Tinnitus wohl ähnlich sind, grundsätzlich aber angenehmer und leiser als dieser sind. Die TRT-Vertreter führen hierzu zum Verdeutlichen gerne das Kerzenbeispiel an: Eine einzelne brennende Kerze im dunklen Raum springt dem Betrachter regelrecht ins Auge, er kann gar nicht anders, als sie wahrzunehmen. Wenn man nun jedoch noch weitere Kerzen um sie herum gruppiert, so fällt sie immer weniger auf, und am Ende – wenn nur genügend andere Kerzen postiert sind – nimmt sie der Betrachter möglicherweise gar nicht mehr wahr, selbst dann nicht, wenn sie von allen Kerzen diejenige ist, die am hellsten leuchtet.

Das Ziel des TRT besteht also darin, der einsamen Tinnituskerze die Gesellschaft von anderen – in der Außenwelt real existierenden – Geräuschkerzen zu verschaffen. Und das klappt nicht nur im Modell, sondern hat auch konkrete physiologische Grundlagen.

So weiß man mittlerweile, dass es in unserem Innenohr eigentlich niemals richtig ruhig zugeht. Die Haarzellen in der Hörschnecke sind immer in Bewegung, und dadurch erzeugen sie auch immer wieder Schallreize; die Wissenschaft spricht hier von spontanen otoakustischen Emissionen. Das Besondere an

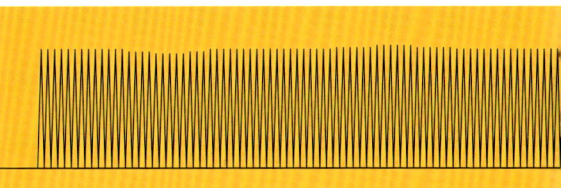

Die Schallsituation im Innenohr eines Gesunden: Die Haarzellen zeigen auf niedrigem Niveau unendlich viele kleine Erregungen (sie »rauschen«), die vom Gehirn überhört, d. h. als Stille behandelt werden.

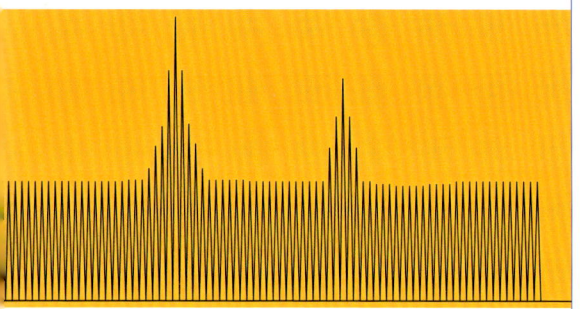

Die Schallsituation im Innenohr eines Tinnituspatienten: Das Grundrauschen der Haarzellen wird durch salvenartige Geräuschspitzen unterbrochen, die das Gehirn als Tinnitus registriert.

diesen Emissionen ist jedoch, dass sie unkorreliert bzw. zufällig verlaufen. Es handelt sich bei ihnen nicht um klar abgrenzbare Geräusche, sondern um ein sanft rauschendes Tongemisch, das für unser Hirn ohne Bedeutung ist und daher einfach als Stille empfunden wird.

Anders jedoch beim Tinnitus: Hier entladen sich die Hörzellen in regelrechten Salven, also nicht unkorreliert, sondern in einem bestimmten Rhythmus. Und dies wird natürlich von unserem Gehirn registriert, denn die Salven heben sich ja deutlich von dem ursprünglichen Stillerauschen ab. Wird nun aber das Ohr permanent mit einer leisen äußeren Rauschquelle – beispielsweise einem Zimmerspringbrunnen – konfrontiert, geschieht Folgendes: Das unkorrelierte Rauschen im Innenohr wird angehoben, und das Gehirn wird langsam damit beginnen, es als bedeutungs- und gefahrlos zu klassifizieren und dadurch schließlich als akustisches Nichts zu behandeln. Der Pegel der unkorrelierten Geräusche, die vom Gehirn ignoriert werden, wird also nach oben geschraubt. Dadurch verringert sich sein Abstand zu den rhythmischen Salvenspitzen des Tinnitus. Mit anderen Worten: Der Tinnitus ist nun nicht mehr die einsame Bergspitze im tiefen Tal des akustischen Nichts, denn das Tal wurde nach oben gedrückt. Dadurch wirkt der Tinnitus allenfalls noch als flacher Hügel, der es nicht mehr wert ist, von unserem Hirn Aufmerksamkeit zu bekommen.

Das Tinnitus-Retraining verspricht keine Heilung in dem Sinne, dass es den Tinnitus völlig und für immer beseitigen könnte. Doch es eröffnet realistische Chancen, das Ohrensausen wahrnehmungsmäßig in der Bedeutungslosigkeit verschwinden zu lassen.

Die Praxis

Das TRT, wie es in England und den USA üblich ist, basiert auf drei Säulen: dem Counselling, also der exakten Untersuchung durch einen HNO-Arzt, der psychologischen Unterstützung, die vor allem in der Einweisung in Entspannungstechniken besteht, und schließlich einem Gerät, das ins Ohr gesetzt wird und beim Patienten das Hintergrundrauschen erzeugt, den so genannten Sanus-Noiser. Ihn erhält man mittlerweile auch in Deutschland. Er muss jeden Tag über mehrere Stunden getragen werden, auf beiden Ohren, also auch auf dem möglicherweise tinnitusfreien Ohr. Das von ihm erzeugte Rauschen klingt für die meisten Betroffenen sehr angenehm, so dass man ihn in der Regel ganz gerne in die Ohren stöpselt. Die Lautstärke kann vom Träger individuell eingestellt werden. Wichtig ist jedoch, dass der Geräuschpegel deutlich leiser ist als der Tinnitus, denn der soll durch das Heilrauschen nicht überdeckt, sondern positiv beeinflusst werden. Und dies klappt nur, wenn er weiter hörbar bleibt und das Gehirn sich gewissermaßen dem Kampf zwischen Heilrauschen und Tinnitus stellen muss.

Was der Sanus-Noiser leistet

Für die erfolgreiche Versorgung mit einem Sanus-Noiser ist im Vorfeld eine gründliche Beratung durch einen tinnituserfahrenen Hörakustiker notwendig, der sich natürlich auch mit der speziellen Problematik des Sanus-Noisers und des TRT auskennt. Dieser Experte bleibt auch später noch neben dem HNO-Arzt Hauptbegleiter des Patienten, da die Einstellung des Sanus-Noisers in regelmäßigen Abständen kontrolliert und auf die Lautstärke des Tinnitus abgestimmt werden muss: Wird der Tinnitus leiser, so muss auch der Sanus-Noiser leiser gestellt werden.

Das TRT dauert lange, bis zu zwei, manchmal sogar drei Jahren. Mitunter stellen sich die ersten Erfolge aber schon nach drei Wochen ein. In England und in den USA gehören TRT und Sanus-Noiser zur medizinischen Standardversorgung, nicht aber in Deutschland. Dies bedeutet, dass die Krankenkassen oft

Die Schallsituation eines Tinnituspatienten, der eine TRT-Behandlung hinter sich hat: Der Pegel des – vom Gehirn als Stille empfundenen – Grundrauschens wurde erhöht. Die Tinnitusspitze fällt dadurch nicht mehr so auf, wurde teilweise von der Stille geschluckt. Die Folge: Der Patient nimmt die Tinnitussalven nur noch selten wahr, und dann auch nur noch mit geringer Intensität.

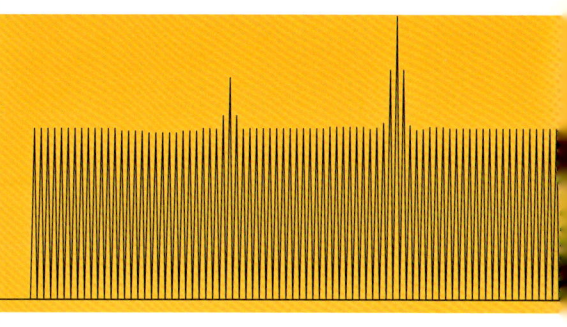

Linkes und rechtes Ohr besitzen zum Teil gemeinsame Nervenbahnen. Aus diesem Grund wird der Sanus-Noiser beim Tinnitus-Retraining beidseitig eingesetzt.

Die klassische empirische Medizin fordert einen sicheren Beweis für die Wirksamkeit einer neuen Therapie. Dieser wissenschaftliche Beweis konnte für die TRT-Methode zweifelsfrei erbracht werden.

nicht die Kosten für das TRT übernehmen, in einigen Fällen sind sie aber bereit, den Sanus-Noiser zu bezahlen. Dies sollte vor dem Kauf eines Gerätes geklärt werden.

Die Chancen

Chronischer Tinnitus entsteht nicht im Innenohr, sondern im Gehirn. Und weil das TRT exakt die psychischen und nervlichen Ursachen des Ohrensausens als Grundlage nimmt, müssen ihm bei der Behandlung von Tinnitus die größten Chancen eingeräumt werden.

Eine Studie am Middlesex Hospital in London an 143 Tinnituspatienten ergab bei 96 Prozent eine Symptomverbesserung durch TRT. Bei knapp 20 Prozent dieser Patienten setzte das Ohrensausen für bestimmte Zeiträume aus und konnte auch nicht mehr hervorgerufen werden, indem sich die Patienten darauf konzentrierten.

Wissenschaftlicher Wirkungsbeweis

In einer anderen Studie, die an der Universität London durchgeführt wurde, wurden die Werte einer Sanus-Noiser-Gruppe mit denen einer Gruppe verglichen, die einen Schein-Sanus-Noiser – also einen Plazebo – ins Ohr gesetzt bekamen. Derartig plazebogestützte Studien sind – wenn sie denn von dem betreffenden Therapeutikum bestanden werden – gewissermaßen ein Ritterschlag der Schulmedizin. Denn für die gilt, dass ein Heilmittel nur dann wirksam ist, wenn es den Patienten, die damit behandelt wurden, wirklich deutlich besser geht als jenen Patienten, die glauben, mit dem betreffenden Heilmittel behandelt zu werden. Doch auch im Plazebovergleichstest zeigte sich, dass das TRT in Form einer Kombination aus psychologischer Betreuung und Sanus-Noisern deutlich höhere Quoten hatte als jene Gruppen, die nur mit Plazebo-Noisern oder nur psychotherapeutisch betreut wurden.

Absolute Stille ist für Tinnituspatienten genauso schlecht wie Lärm. Ist Ihnen schon mal aufgefallen, dass es auch in der Natur niemals vollkommen still ist?

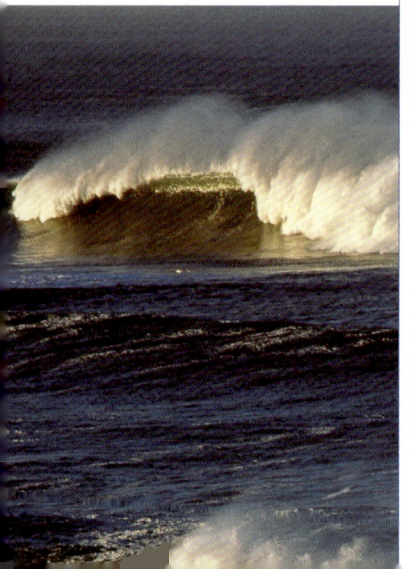

Vorsicht vor Experimenten!

Dennoch sei vor allzu großer Euphorie gewarnt. Auch das TRT hat seine Tücken, vor allem, was seine Realisierbarkeit in Deutschland angeht. So haben viele HNO-Ärzte in Deutschland überhaupt noch keine Ahnung vom TRT, sie hängen ihre Tinnituspatienten immer noch lieber an die Infusionsnadeln. Hörakustiker, die sich auf dem Gebiet der Sanus-Noiser auskennen, gibt es hierzulande ebenfalls nur selten.

Es sei ausdrücklich davor gewarnt, sich ohne fachliche Beratung einen Sanus-Noiser zu besorgen und aufzusetzen – mit einem schlecht angepassten Sanus-Noiser kann man möglicherweise den Tinnitus verstärken!

TRT in Eigenregie heißt, sich das Leben so zu gestalten, dass das Gehirn den Tinnitus vergessen kann. Zentrale Punkte sind, sich nicht nur rosa (also angenehme) Hintergrundgeräusche, sondern auch insgesamt einen rosa (angenehmen) Alltag zu schaffen. Falls Ihnen dies gelingt, haben Sie realistische Chancen, sich von Ihrem Tinnitus zu befreien.

TRT als Selbsthilfe

Glücklicherweise ist es durchaus möglich, die wichtigsten Erkenntnisse des TRT für die Selbsthilfe zu nutzen. So ergab eine Studie des TRT-Teams Frankfurt, dass es bei vielen Tinnituspatienten bereits ausreicht, sie in das oben erklärte Tinnitusmodell von Jastreboff einzuweisen. Diese Patienten brauchen also keinen Sanus-Noiser, ihnen genügt schon das Wissen um die psychoneurologischen Grundlagen ihres Leidens – und schon sind sie imstande, ihr Leben derart umzugestalten, dass sie ihr Innenohrproblem in den Griff bekommen. Grundprinzipien dieser Lebensgestaltung sind:

- Meiden der Stille

- Das Schaffen von angenehmen Hintergrundgeräuschen

- Konzentration auf die wirklich schönen Dinge im Leben

- Stressabbau

- Bewusster Umgang mit akustischen Phänomenen im Alltag – vom Radiogedudel bis zum Konzert

Schließlich erfordert das TRT samt Sanus-Noiser viel Geduld. Ein erfolgreiches TRT dauert bisweilen zwei, manchmal sogar drei Jahre. Und wer will schon gerne über eine so lange Zeit stundenlang kleine Geräte in seinen Ohren tragen? Zwar sind deren Geräusche recht angenehm, und auch die Geräte selbst sind recht klein, so dass die Gehörgänge frei bleiben und ein Teilnehmen an normalen Gesprächen und am Alltag möglich bleibt, doch sie stecken nun einmal in den Ohren und erinnern dadurch nicht nur die Umwelt, sondern auch den Träger ständig daran, dass er ein gesundheitliches Problem hat.

Fazit: Bei allen Chancen, die das TRT besitzt – die Praxis seiner Durchführung stellt sich in Deutschland alles andere als einfach dar. Dies sollte man zur Kenntnis nehmen, wenn man sich für diese Tinnitustherapie entscheidet.

Ubichinon Q10

Das Verfahren

Die Therapie mit dem Vitaminoid Ubichinon Q10 (auch Koenzym Q10 oder Q10 genannt) basiert auf der Vorstellung, dass Tinnitus auch durch Oxidation bzw. durch den Beschuss mit aggressiven Sauerstoffverbindungen (freien Radikalen) an den Haarzellen im Innenohr hervorgerufen wird. In der Fachterminologie wird dieser Vorgang auch als oxidativer Stress bezeichnet. Die Hörzellen nehmen Schaden, weil sie unzureichend vor aggressiven Molekülen geschützt werden.

Q10 zählt nun zu den wirksamsten Radikalefängern der Natur und vermag dadurch auch die Hörzellen im Innenohr vor Oxidationen zu schützen, darüber hinaus unterstützt es den Austausch von Ionen durch die Zellmembranen, der gerade für die Funktionen der Hörzellen von Bedeutung ist. Dies bedeutet umgekehrt, dass Mangel an Q10 das Risiko von Innenohrschä-

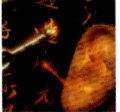

Info

Ubichinon Q10 wird oft als Vitamin bezeichnet, da es ähnliche Strukturen wie Vitamin E und K aufweist. In der Ernährungslehre rechnet man es jedoch den so genannten Vitaminoiden (vitaminähnlichen Stoffen) zu.

den erhöhen könnte. Hierfür spricht eine Untersuchung, die bei Tinnituspatienten deutlich niedrigere Q10-Spiegel fand als bei gesunden Menschen.

Die Anwendung erfolgt in der Regel über Präparate, die man mittlerweile im Handel kaufen kann. Oft wird dabei Q10 mit anderen Radikalefängern wie Vitamin C und Selen oder Zellmembranstabilisatoren wie Magnesium kombiniert. Die therapeutische Q10-Dosis liegt bei 60 bis 100 Milligramm pro Tag. Die Gefahr einer Überdosierung besteht nicht, da überschüssige Mengen mit dem Urin ausgeschieden werden.

Die Chancen

Wissenschaftliche Belege, dass zusätzliche Gaben von Q10 konkret bei Tinnitus und Hörsturz hilfreich sind, existieren nicht. Die Beobachtung, wonach Tinnituspatienten erniedrigte Spiegel des Vitaminoids aufweisen, zeigt wohl in die Richtung, dass es möglicherweise eine Rolle in der Entstehung von Innenohrschäden spielt. Ein Beweis ist sie jedoch nicht, denn immerhin ist es auch möglich, dass der Q10-Mangel auch erst durch den Tinnitus hervorgerufen wurde, der ja bekanntermaßen im Organismus Stress und oxidative Vorgänge, die zum Q10-Verschleiß führen, auslösen kann. Darüber hinaus kann aus dem Q10-Mangel von Tinnituspatienten nicht geschlossen werden, dass eine Behebung dieses Mangels Heilung bringt. Genauso wie Karieslöcher in den Zähnen nicht durch eine Fluorzahnpasta wieder gekittet werden, auch wenn sie vorher durch Fluormangel ausgelöst wurden.

Nichtsdestoweniger kann im akuten Stadium der Innenohrerkrankung, also in den ersten Tagen, eine ergänzende Einnahme von Q10 sinnvoll sein. Seine Chancen bei chronischem Tinnitus sind jedoch als ausgesprochen gering einzustufen – denn Fehlregulationen im Zentralnervensystem lassen sich nicht durch Radikalefänger beheben.

Neben Q10 kann auch ein Versuch mit Pyridoxin (Vitamin B6) sinnvoll sein. Dieser Biostoff spielt eine wichtige Rolle in der Signalübertragung von den Sinneszellen zum Gehirn, weswegen Ärzte es denn auch den traditionellen Infusionen zumischen. In jedem Fall sollte der Patient auf eine Ernährung mit reichlich Vitamin B6 achten.

Es sind mittlerweile etliche Produkte auf dem Markt, die Q10 enthalten. Sie bekommen sie in Reformhäusern.

63

So helfen
Sie sich selbst

Viele Tinnituspatienten haben schon eine lange schulmedizinische Geschichte durchlaufen, bevor sie ihre Krankheit selbst in die Hand nehmen. In diesem Kapitel finden Sie, in sieben Schritte unterteilt, eine detaillierte Wegbeschreibung vom passiven Patienten hin zum aktiven Heilen Ihrer Krankheit. Haben Sie Vertrauen zu sich selbst, und machen Sie sich auf den Weg – Sie können nur gewinnen.

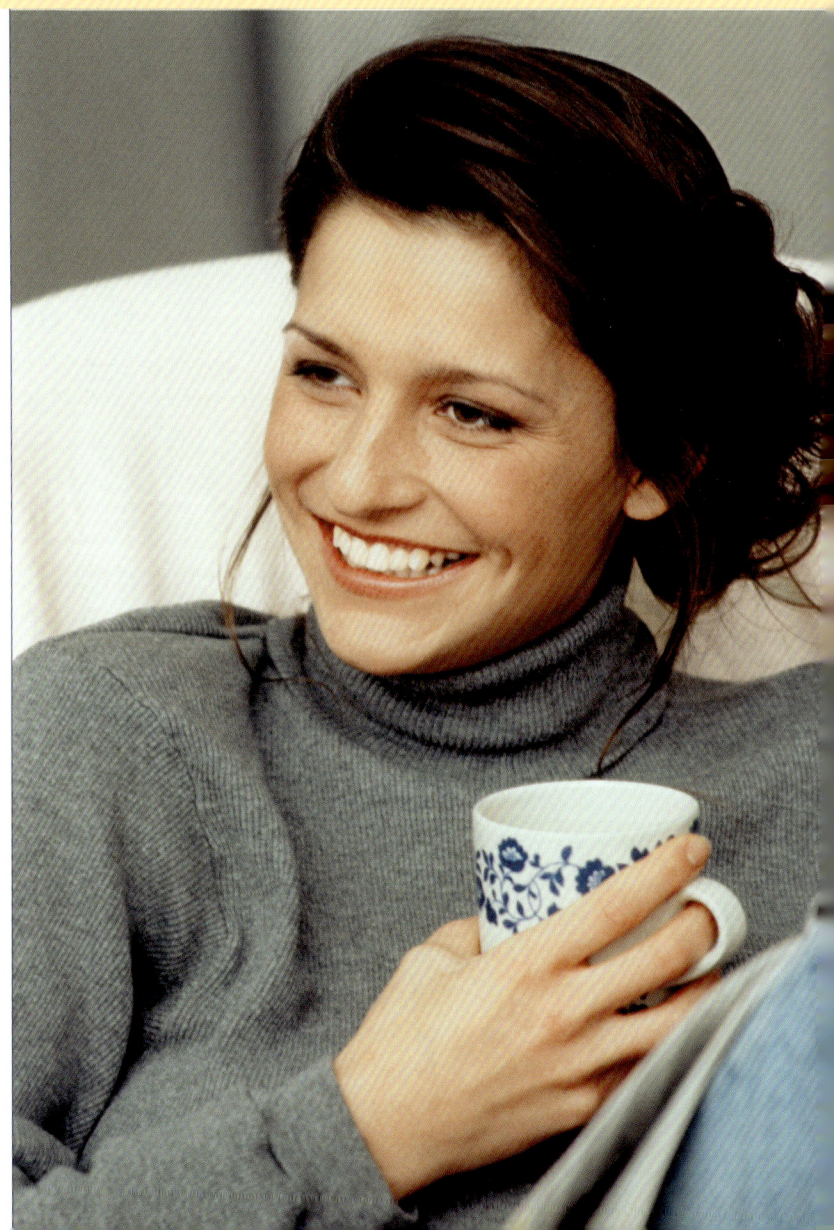

Sieben Schritte zur Selbsthilfe

Grundsätzlich gilt natürlich, dass Tinnitus nicht gleich Tinnitus ist, sondern dass jeder Mensch sein Ohrensausen auf unvergleichliche Weise erlebt. Dies bedeutet, dass es eigentlich auch ebenso viele unterschiedliche Strategien zu seiner Bewältigung gibt. Damit diese Strategien Erfolg haben, müssen einige wesentliche Schritte gemacht werden, und diese sind bei jeder Strategie gleich.

Von der Diagnose zur Selbsthilfe

☐ Schritt Nr. 1: Bestandsaufnahme
Überprüfen und sammeln Sie, was von ärztlicher Seite bislang gegen Ihren Hörsturz bzw. Tinnitus unternommen wurde. Diese Liste dient Ihnen dann als negative Vorlage für Ihr Selbsthilfekonzept – denn da die auf ihr aufgeführten Verfahren ja offenbar bei Ihnen nicht gefruchtet haben (sonst hätten Sie ja keinen chronischen Tinnitus mehr), können Sie alle ihnen ähnelnde Methoden aus Ihrer Selbsthilfe streichen.

☐ Schritt Nr. 2: Umstände Ihrer Erkrankung
Versuchen Sie sich zu erinnern, in welchen Zusammenhängen Ihre Erkrankung auftrat.

☐ Schritt Nr. 3: Bessere Lebensgestaltung
Was können Sie an Ihrer Lebensgestaltung (beruflicher und privater Alltag einschließlich der Ernährung) ändern, damit sich Ihr Tinnitus- und Hörsturzrisiko senkt? Entwerfen Sie einen Plan, wie Sie die Änderungen durchsetzen können.

☐ Schritt Nr. 4: Therapieziele definieren
Gehen Sie konstruktiv mit Ihrem Innenohrproblem um. Entwerfen Sie eine Plus-Minus-Liste: Womit sind Sie zufrieden, was wollen Sie an Ihrem Zustand verändern?

Es gelingt nur selten, chronischen Tinnitus komplett zu heilen. Doch es bestehen ausgesprochen realistische Chancen, ihn weitgehend aus unserer Wahrnehmung zu eliminieren – und damit würde er subjektiv für uns die meiste Zeit verschwunden sein, und das ist ja letzten Endes, was zählt.

❑ Schritt Nr. 5: Richtige Entspannung
Schaffen Sie die Basis: Lernen Sie, sich zu entspannen.
❑ Schritt Nr. 6: Stabilisierung im Hals- und Kieferbereich
Erlernen Sie ein Trainingsprogramm zur Stabilisierung im Hals- und Kieferbereich.
❑ Schritt Nr. 7: Selbsthypnose & Co.
Selbsthypnose, Klangtherapie und Tinnitus-Retraining für den Alltag: So schicken Sie Ihre Ohrtöne ins Abseits!

Es ist durchaus verständlich und menschlich, wenn man in den ersten Wochen und Monaten seines Tinnitus über den Verlust der Stille (und beim Hörsturz über den Verlust einiger Höranteile) trauert. Wichtig ist jedoch wie bei allen anderen Trauern auch, dass dieses Gefühl dann in eine positive Lebensstrategie umschlägt.

Schritt Nr. 1: Bestandsaufnahme

Die meisten Tinnitus- und Hörsturzpatienten haben bereits ein umfangreiches schulmedizinisches und mitunter auch alternativmedizinisches Programm absolviert, bevor sie sich dazu entschließen, ihr Problem in Eigenregie in die Hand zu nehmen. Nehmen Sie sich ein Stück Papier, und sammeln Sie, was bislang alles gegen Ihre Krankheit unternommen wurde.

Der Grund für diese Prozedur soll nicht etwa sein, Sie zu frustrieren, indem Ihnen vor Augen gehalten wird, was schon alles an vergeblicher Mühe hineingesteckt wurde. Es geht vielmehr darum, überflüssige Therapien auszuschließen.

Die Liste soll Ihnen Klarheit darüber verschaffen, welche prinzipiellen Therapierichtungen bereits eingeschlagen wurden, denn es ist meistens überflüssig, dass Sie später in Eigenregie eine Behandlung durchführen, die in ähnlicher Form bereits von einem Arzt an Ihnen ausgeführt wurde und die keinen Erfolg zeigte.

Wer beispielsweise von ärztlicher Seite erfolglos Infusionen zur Durchblutungsverbesserung im Innenohr bekam, der kann es sich ersparen, später in Eigenregie durchblutungsfördernde Maßnahmen an sich auszuprobieren.

Die folgende Einteilung soll Ihnen bei Ihrem Therapie-Check helfen:

Durchblutungsfördernde Maßnahmen

Dazu zählen Infusionen mit Blutexpandern oder Ginkgo-extrakt sowie die hyperbare Sauerstofftherapie und Laser-Ginkgo-Therapie.

In Deutschland bilden Infusionen die Basis der ärztlichen Erstversorgung bei Hörsturz und Tinnitus. Wer jedoch bereits zwei Wochen an der Expanderflasche war, der kann sich später die Mühe sparen, andere durchblutungsfördernde Mittel wie etwa Ginkgo biloba auszuprobieren.

Vitamine

Nicht wenige Kliniken und HNO-Ärzte reichern ihre Infusionen mit Vitamin B6 an. Wer eine solche Behandlung erfolglos hinter sich gebracht hat, braucht später keinen Versuch mehr unternehmen, seinem Vitamin-B6-Haushalt mit teuren Vitaminpillen auf die Sprünge zu helfen.

Dies bedeutet aber nicht, dass Sie Ihre Ernährung nicht mit Vitamin B6 aufrüsten sollten. Im Gegenteil: Vitamin-B6-Mangel ist in Deutschland weit verbreitet, und es ist bekannt, dass er Innenohrproblemen Vorschub leistet.

Anders verhält es sich mit dem Vitaminoid Q10. Eine Substitution mit diesem Stoff gehört nicht zum medizinischen Standardprogramm. Von daher können Sie später auch durchaus einen Versuch damit unternehmen. Stecken Sie aber dabei Ihre Therapieziele mit Ubichinon Q10 nicht zu hoch!

Pharmazeutische Entspannungsmittel

Hierzu zählen in erster Linie Antidepressiva, die bei depressiven Tinnituspatienten eingesetzt werden. Wer eine solche Behandlung hinter sich hat, ohne dass sie ihm geholfen hätte, braucht später auch keinen Versuch mehr mit Johanniskraut (Hypericum perforatum) zu unternehmen.

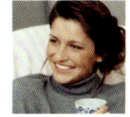

Tipp

Die meisten Tinnituspatienten und fast alle Hörsturz-patienten haben bereits eine Infusionsbehandlung hinter sich, wenn sie sich zur Selbsthilfe entschließen. Sie brauchen dann keinen weiteren Versuch in Eigenregie mehr unternehmen, die Durchblutung in ihrem Innenohr zu fördern.

Psychische Entspannungstechniken

Zu den psychischen Entspannungstechniken zählen autogenes Training, Biofeedback, Tiefenentspannung nach Jacobson und Transzendentale Meditation. Die meisten Tinnitus- und Hörsturzpatienten finden erst spät zu einem dieser Entspannungsverfahren. Wer jedoch bereits eine bestimmte Entspannungsmethode erlernt hat und in ihr auch zur Entspannung gefunden hat, der braucht später keine andere mehr auszuprobieren. Dies gilt vor allem dann, wenn dies hinsichtlich der Entspannungstiefe einen Rückschritt bedeuten würde. Wer sich also bereits darauf versteht, sich autogen oder transzendental meditierend tief zu versenken, der braucht danach nicht mehr zu Anfängertechniken wie Biofeedback oder Jacobson zurückzukehren.

Anders sieht es jedoch aus, wenn man in einer bestimmten Entspannungstechnik gescheitert ist, mit ihr also nicht erfolgreich entspannen konnte. In diesem Fall kann es durchaus sinnvoll sein, zu einer anderen Methode überzuwechseln. Wer also beispielsweise beim autogenen Training gescheitert ist, der sollte getrost einen Versuch mit der leichter erlernbaren Jacobson-Methode unternehmen.

Krankengymnastische Übungen

In seltenen Fällen erkennen die Ärzte bei ihrem Tinnitus- und Hörsturzpatienten Funktionsstörungen im Hals- oder Kieferbereich, und sie schicken ihn zum Krankengymnasten. Falls dessen Behandlungen eine Linderung der Beschwerden brachten, sollten krankengymnastische Übungen – sofern es möglich ist – später unbedingt in Eigenregie weitergeführt werden. Doch auch wenn sie erfolglos waren, sollte man ihre weitere Durch-

---

Entzündungshemmende Mittel

In einigen deutschen Kliniken ist es üblich, Hörsturzpatienten mit Kortison zu behandeln. Auch einige niedergelassene HNO-Ärzte verfahren so, oft in Kombination mit Infusionen. Ziel der Kortisontherapie ist es, Entzündungsreaktionen zu stoppen und unser Immunsystem an autoimmunen Attacken gegen die Haarzellen im Innenohr zu hindern. Wer also eine solche Therapie hinter sich hat, braucht später in Eigenregie keinen anderen Versuch mit einem entzündungshemmenden oder immununterdrückenden Mittel mehr zu unternehmen.

führung in Erwägung ziehen, um prophylaktisch einer Verschlimmerung des Tinnitus oder gar dem Ausbrechen eines neuen Hörsturzes zu begegnen. Dies gilt vor allem dann, wenn beim Patienten muskuläre oder orthopädische Probleme im Hals- oder Kieferbereich ausgemacht wurden.

Training für bessere Schallverarbeitung

Dazu gehören die Klangtherapie und das Tinnitus-Retraining. Beide kommen in Deutschland schulmedizinisch fast nie zum Einsatz, von daher erübrigt sich in der Regel die Frage, ob man sie später in Eigenregie durchführen sollte oder nicht. Sie sind in jedem Fall einen Versuch wert.
Bleibt die Frage, ob man Klangtherapie und TRT kombinieren kann. Die Antwort: grundsätzlich ja. Voraussetzung ist allerdings, dass die Musik in geringer Lautstärke zum Einsatz kommt und den Tinnituston keinesfalls überdeckt.

Selbsthypnose

Ein Erfolg versprechendes Verfahren ist die Selbsthypnose. Es klappt jedoch nur, wenn Sie bereits durch autogenes Training, Biofeedback u. Ä. gelernt haben, sich zu entspannen.

Zu den bekannteren entzündungshemmenden Heilmethoden gehört die Enzymtherapie, die in jüngerer Zeit mitunter auch bei frischem Hörsturz empfohlen wird. Ihre Chancen müssen allerdings als gering eingestuft werden, denn die wissenschaftliche Datenlage dazu ist dünn.

Schritt Nr. 2: Umstände Ihrer Erkrankung

Wer selbst erkennt, in welchem Zusammenhang eine bestimmte Krankheit aufgetreten ist, hat natürlich weitaus größere Chancen, seine Beschwerden in den Griff zu kriegen, ganz zu schweigen davon, dass er natürlich auch wesentlich besser Prophylaxe betreiben kann, um ein Auftreten oder Verstärken der Beschwerden zu verhindern.
Beispiel Halsschmerzen: Wer weiß, dass er sie schon bei geringer Zugluft bekommt, wird in der Zukunft ganz einfach Zugluft meiden oder sich mit einem Schal vor ihr schützen und damit die

Anzahl seiner Halsinfekte deutlich verringern können. Leider ist ein derartiges Verfahren nach dem Muster »Ursache erkennen = Krankheit lindern und verhindern« bei Tinnitus und Hörsturz recht schwierig. Denn deren Ursachen liegen nicht offen auf dem Tablett, in der Regel ist es sogar unmöglich, eine eindeutige Ursache auszumachen. Nichtsdestoweniger sollte der Versuch gemacht werden. Voraussetzung ist jedoch, dass der einzelne Betroffene bei der Ursache ehrlich zu sich ist und sich nicht von allgemeinen Vorurteilen leiten lässt. Die folgenden Hinweise können dabei behilflich sein.

Suchen Sie nach dem »echten« Stress

Tinnitus- und Hörsturzpatienten bieten in der Regel von sich aus den Stress an, um das Entstehen ihrer Erkrankung besser begreifen zu können, und von vielen Ärzten werden sie darin unterstützt. Immer wieder hört man Erklärungen wie »Ich hatte viel um die Ohren«, »Bei uns im Betrieb war Land unter«, »Ich habe die Trennung von meinem Partner nicht verkraftet« oder »Die Geburt unseres Kindes war unwahrscheinlich stressig«. Seien Sie jedoch vorsichtig, wenn Sie den Stress als Erklärung für Ihre Innenohrprobleme heranziehen wollen. Er dient oft nur als Alibierklärung, um nicht weiter nach den tatsächlichen Ursachen fahnden zu müssen. Dies gilt vor allem für den beruflichen Stress, der in der Regel von uns besser weggesteckt wird als wir oftmals glauben. Lenken Sie Ihre Suche vielmehr auf die Fährte Ihrer verdrängten und verheimlichten Wünsche und Ängste – dort lauern viel häufiger die »wahren« Stressoren, die einem das Leben schwer machen können. Gehen Sie in sich, seien Sie ehrlich zu sich selbst, und fragen Sie jene Menschen, die Sie gut kennen, wo nach deren Meinung Ihre tatsächlichen Stressschwachstellen stecken. Nur so können Sie möglicherweise erkennen, wo Sie tatsächlich stressanfällig sind und wie Sie Ihr Leben stressfreier gestalten können.

Wenn von den Ursachen von Tinnitus und Hörsturz die Rede ist, stößt man immer wieder auf den Stress. Oft dient er jedoch nur als Alibiargument, um nicht weiter nach den Ursachen forschen zu müssen.

Stress ist nicht gleich Stress: Es besteht ein großer und wichtiger Unterschied zwischen positivem und motivierendem Stress und dem krank machenden negativen Stress. Außerdem besitzen Menschen sehr unterschiedlich hohe Stressresistenzen.

Meiden Sie den »echten« Lärm

Dass Silvesterkracher, Böllerschüsse, Gewehrschüsse, Rockkonzerte und dergleichen spontan zu Tinnitus und Hörsturz führen können, liegt auf der Hand. Anders verhält es sich jedoch bei länger anhaltendem Lärm. Hier kann es Monate oder Jahre dauern, bis er sich als Innenohrschaden niederschlägt. Hier fällt es in der Regel nicht leicht, die tatsächlichen Lärmquellen auszumachen.

So kursierten noch vor wenigen Jahren Horrormeldungen in den Medien, wonach Deutschlands Jugend immer tauber würde, weil sie ihre Ohren permanent mit Walkman- und Diskolärm traktieren würde.

Jüngere Studien lassen allerdings Zweifel daran aufkommen. Den erstens sieht es mit den Ohren der deutschen Jugendlichen wohl gar nicht so schlecht aus, und zweitens scheint der Lärm in Deutschlands Schulen oft über dem von Walkmanhörern zu liegen und dementsprechend das größere Tinnitusrisiko darzustellen.

Der Lärm lässt nach

Unbewiesen ist auch die Behauptung, wonach es heute überall zu laut sei und es nur so von Lärmquellen wimmeln würde, und es deshalb zu einem Boom an Hörstürzen und Tinnitusfällen gekommen sei.

Tatsache ist nämlich, dass es in den 1970er- und 1980er Jahren lauter zuging als heute. Man denke nur an die damaligen Großcomputer, deren Lärm mitunter die Lautstärke eines Flugzeugs erreichte – heute hört man von ihnen dank der Mikroprozessoren nur noch wenig.

Oder man denke an die Autos. Früher dröhnten uns die Ohren, wenn wir mit 100 Stundenkilometern über die Autobahn rumpelten, heute sind die Limousinen so schallisoliert, dass man sich in ihnen auch noch bei Tempo 140 unterhalten kann.

Bei spontanem Lärm wie einem Silvesterkracher kommt es immer wieder zu akutem Hörverlust. Hier spricht man jedoch nicht von einem Hörsturz, sondern von einem Knalltrauma. An der in Deutschland üblichen Sofortbehandlung – nämlich Infusionen – ändert das jedoch nichts.

Stress, Hektik, Lärm – was für uns heute fast normal geworden ist, geht häufig zu Lasten unserer Gesundheit.

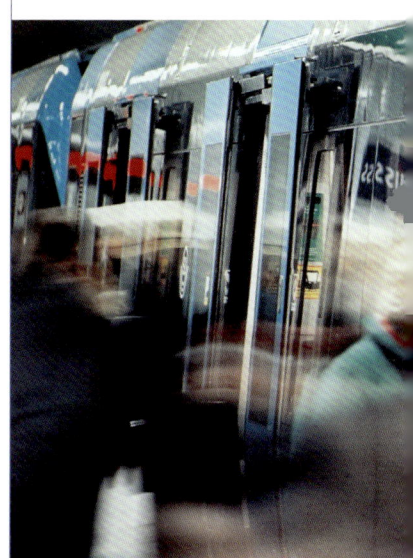

Bei Rockmusikern machen sich Ärzte in der Regel die Suche nach den Ursachen leicht, denn wo sollten sie bei denen schon anders zu suchen sein als im Lärm ihrer Musikinstrumente? Tatsache ist jedoch, dass es auf Deutschlands Rockbühnen wesentlich leiser zugeht als unten vor den Lautsprecherboxen im Publikum. Das besondere Tinnitusrisiko eines Musikers liegt vielmehr darin, dass er grundsätzlich mehr auf den Gehörsinn fixiert ist als andere Menschen.

Fazit: Nur wer wirklich unter messbar lauten Bedingungen arbeitet oder lebt, kann bei seiner Ursachenforschung auch den Faktor Lärm berücksichtigen und dann natürlich versuchen, seine Lärmbelastung zu verringern. Es wäre jedoch ein Fehler, für seine Innenohrprobleme generell den Alltagslärm in der heutigen Zeit verantwortlich machen zu wollen.

Allergien

Allergien werden heute zur Erklärung aller möglichen Erkrankungen herangezogen, bei Tinnitus und Hörsturz werden sie jedoch recht selten erwähnt. Dabei ist schon länger bekannt, dass gerade allergische Spontanreaktionen zu Krämpfen in den Blutgefäßen am Innenohr führen können.

Es lohnt sich daher vor allem beim Hörsturz, in seinem unmittelbaren Vorfeld nach einem möglicherweise allergischen Vorfall zu fahnden:

☐ Sind Sie beispielsweise wenige Stunden oder Tage zuvor von einer Biene gestochen worden?

☐ Oder fand Ihr Hörsturz in der Pollenflugzeit statt?

☐ Haben Sie vor dem Innenohrvorfall möglicherweise problematische Speisen wie Marzipan oder Pfirsich gegessen?

Das Problem ist allerdings, dass selbst wenn es Ihnen gelingen sollte, das für Sie geltende Allergen ausfindig zu machen, dieses Wissen Ihnen nichts nützen wird, um den chronischen Tinnitus oder Hörsturz zu kurieren. Denn hier liegt der Innenohrschaden schon zu weit zurück, als dass man ihn noch rückgängig machen könnte.

Trotzdem sollte natürlich die ermittelte Allergie in Ihrer Lebensstrategie berücksichtigt werden, allein, um das Risiko eines erneuten Innenohrvorfalls zu verringern. Dies kann dann entweder so aussehen, dass Sie die betreffende Substanz einfach meiden oder aber sich einer ursächlichen Therapie – also einer Hyposensibilisierung – unterziehen.

Probleme im Hals- und Kieferbereich

Blockaden an Kiefergelenken und Halswirbeln werden immer wieder gerne als mögliche Ursachen für Hörsturz und Tinnitus angeführt. Im Folgenden sind die wichtigsten Vorgänge aufgeführt, die auf Probleme im Hals- und Kieferbereich hindeuten:

■ Hörsturz und Tinnitus sind infolge eines Unfalls aufgetreten.

■ Der Tinnitus verstärkt sich bei Bewegungen des Halses.

■ Der Tinnitus verstärkt sich beim Kauen.

■ Sie knirschen nachts mit den Zähnen, gehören auch am Tag zu jenen Menschen, die ihre Probleme gerne mit dem Kiefer durchkauen.

■ Sie leiden unter Nackenverspannungen und werden häufiger von Spannungskopfschmerzen heimgesucht. Ihr Kopf fühlt sich an, als wäre er im Schraubstock eingeklemmt.

Sollte eines dieser Indizien zutreffen, dann sollten Sie einen Orthopäden und einen Krankengymnasten aufsuchen. Außerdem sollten Sie zu Hause oder am Arbeitsplatz (wenn möglich) regelmäßig gymnastische Übungen durchführen.

HNO-Ärzte können immer wieder davon berichten, dass Tinnitus- und Hörsturzpatienten verstärkt dazu neigen, Aggressionen durch Mahlen mit dem Kiefer auszudrücken. Diese Menschen verhalten sich also noch so, wie es in der menschlichen Evolution vor vielen tausend Jahren angelegt wurde – als Beißer, die ihre Feinde am liebsten zermalmen würden.

Schritt Nr. 3: Bessere Lebensgestaltung

Perfektionismus vermeiden

Unter Tinnituspatienten findet sich ein überdurchschnittlich hoher Anteil an Perfektionisten, so dass ein Zusammenhang zwischen dem selbst auferlegten Zwang, alles richtig machen zu müssen, und der Anlage zum Tinnitus vermutet werden muss. Falls Sie auch zu diesem Typus gehören, dann ist es wichtig für Sie, dass Sie auch anderen Menschen die Lösungen von Problemen zutrauen. Außerdem sollten Sie sich damit abfinden, dass es durchaus Dinge im Leben gibt, die sich nicht lösen lassen und trotzdem zu keiner Katastrophe führen.

Schon der Philosoph Friedrich
Nietzsche vermisste bei seinen
Mitmenschen zunehmend die
Fähigkeit zur Kontemplation,
also die Fähigkeit, sich in Muße,
Nichtstun und stiller Betrachtung
zu üben. Was hätte er wohl in
Anbetracht der heutigen Zeit
gesagt?

*Wer öfter mal die Seele
baumeln lässt, ist weniger
Anfällig für negative
Umwelteinflüsse.*

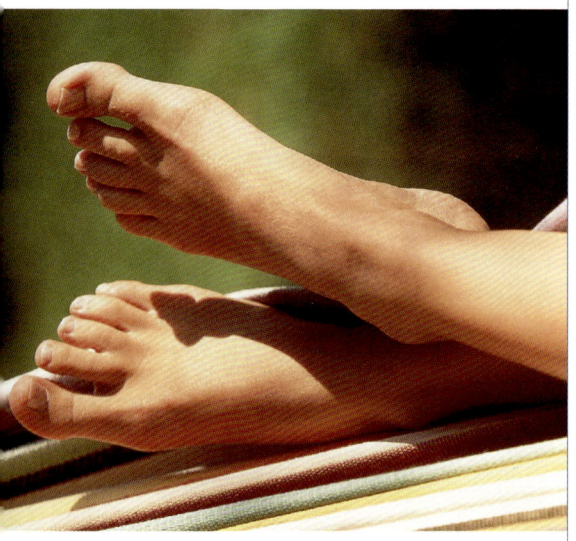

Der Tinnitus ist nicht an allem schuld

Schieben Sie nicht Ihrem Tinnitus die Schuld für all Ihre schlechten Stimmungen zu, nach dem Motto: »Mir könnte es ja ganz gut gehen, wenn da nicht dieses leidige Ohrenbrausen wäre!« Denn in der Regel zeigt sich der Tinnitus erst dann, wenn es Ihnen schlecht geht, und nicht umgekehrt.

Multitasking vermeiden

Es ist ein Trend unserer Zeit, möglichst viel in möglichst wenig Zeit zu schaffen. Da wird gleichzeitig Auto gefahren, mit dem Handy telefoniert und im Kopf die Börsenkurse durchgegangen, und der Laptop liegt auf den Beinen, um den nächsten Termin vorzubereiten. Medizinische Untersuchungen zeigen, dass dieses Denken unser vegetatives Nervensystem belastet und dementsprechend Stresserkrankungen wie Hörsturz und Tinnitus fördern kann. Interessant ist aber auch, dass aus ökonomischer Sicht feststeht, dass Menschen mit einer solchen Arbeitsstrategie letzten Endes weniger leisten und schlechtere Resultate erbringen, da sie ihre Kräfte nicht bündeln können und diese schneller aufgebraucht sind.

Bringen Sie Ihre Gedanken und Sinne zur Ruhe

Nehmen Sie sich die Zeit, auch einmal nichts zu tun und an nichts besonderes zu denken. Eine Möglichkeit dazu besteht beispielsweise darin, nicht mit dem Auto zur Arbeit zu fahren, sondern mit Bus, Bahn oder U-Bahn. Haben Sie keine Angst davor, einfach nur aus dem Fenster zu gucken, auch wenn es ein U-Bahn-Fenster ist, und dort nichts zu sehen ist. Reduzieren Sie auch die Zeit, die Sie am Bildschirm verbringen. Wer tagsüber am Computer sitzt, sollte immer wieder kleine Pausen einschieben, sich zurücklehnen, die Augen schließen und etwas für die Entspannung seiner Nackenmuskeln tun.

Achten Sie auf Ihren Stresslevel

Wenn Ihnen der Zahnarzt bereits gesagt hat, dass man bei Ihnen einen Abrieb der Zähne sehen kann, sollten Sie verstärkt darauf achten, ob Sie zu verspannten Kiefermuskeln neigen und unter Stress gerne die Zähne zusammenbeißen und mit ihnen reiben. In diesen Fällen sollten Sie sofort mit einem gedanklichen »Die Wangen und Kiefer sind locker und warm« kontern und sich diesen Spruch langsam einige Male wiederholen.

Meiden Sie starken Lärm und extreme Stille

Beides verstärkt Ihren Tinnitus. Versuchen Sie sich eine Umgebung zu schaffen, die von leisen und angenehmen Hintergrundgeräuschen geprägt ist.

Ernährung

☐ Weniger tierisches Fett
Größere Mengen an tierischen Fetten gelten als Hauptauslöser für Verhärtungen und Verengungen von Blutgefäßen. Dadurch kann auch die Durchblutung im Innenohrbereich eingeschränkt werden. Setzen Sie also mehr Gemüse und weniger Fleisch auf Ihren Speiseplan. Sie müssen ja nicht direkt zum Vegetarier werden.

☐ Mehr Vitamin B6 (Pyridoxin)
Dieses Vitamin wird für den Stoffwechsel der Haarzellen im Innenohr benötigt. Konzentrierte Gaben des Biostoffs (z. B. in Form von Infusionen) werden bereits in der Akuttherapie von Hörstürzen eingesetzt.
Besonders viel Vitamin B6 ist enthalten in Nüssen, Sesam, Sojabohnen, Avocados, Bananen und Honigsmacks.

Erwarten Sie von Ihrer Umwelt nicht allzu viel Mitleid für Ihr Innenohrproblem. Denn erstens sieht man es Ihnen nicht an, und zweitens können Menschen wohl bis zu einem gewissen Grad Schmerzen nachvollziehen (weil ja jeder irgendwann einmal mehr oder weniger schwere Schmerzen hatte), nicht aber chronische Ohrgeräusche.

In tierischen Nahrungsmitteln liegt Vitamin B6 nur in einer wenig hitzebeständigen Form vor. Darum müssen beim Kochen und Braten von Fleisch bis zu 70 Prozent Verluste hingenommen werden. Aus diesem Grund kann Fleisch bei der Vitamin-B6-Versorgung keine sonderliche Rolle spielen.

Nahrungsmittel mit viel Pyridoxin (in Milligramm je 100 Gramm)

Kräuter		Gemüse	
Schnittlauch	0,42	Kichererbsen	0,54
		Linsen, reif	0,6
Frühstücksflocken		Sojabohnen, reif	1,19
Honigsmacks	2,0		
		Backwaren	
Nüsse und Samen		Knäckebrot, mit Sesam	0,35
Cashewnüsse	0,45	Weizenvollkornbrot	0,36
Leinsamen	0,6		
Sesam	0,75	**Obst**	
Sonnenblumenkerne	0,75	Avocados	0,52
Walnüsse	0,87	Bananen	0,40

☐ Mehr Magnesium

Dieses Mineral verbessert die Erholungsfähigkeit der Haarzellen im Innenohr. Viel Magnesium findet sich in Sonnenblumenkernen, Sesam, Pinienkernen, Bohnen und anderen Hülsenfrüchten sowie in Getreideflocken.

Reduzieren Sie Ihren Konsum vom Gummibärchen, Schokolade, Cola- und Limonadengetränken. Sie enthalten oft Phosphate, die die Magnesiumaufnahme behindern.

Schritt Nr. 4: Therapieziele definieren

Sicher wird sich so mancher fragen, warum er seine Therapieziele definieren sollte. Denn er wird sagen: »Meine Ziele sind ja wohl klar: Ich will endlich wieder frei sein von Tinnitus und wieder uneingeschränkt hören können.« Bei chronischem Tinnitus und Hörsturz sollte er jedoch die Illusion von der Komplettheilung möglichst bald vergessen. Denn sie ist in den meisten Fällen unrealisierbar. Realisierbar hingegen sind Teilerfolge, mit dem Tinnitus und dem Hörverlust besser zurechtzukommen und sie wahrnehmungsmäßig ins Abseits zu drängen. Dabei ist es jedoch hilfreich, sich vorher klar zu machen, wann und wo man am meisten von ihnen gestört wird; denn dadurch kann man die Therapiemaßnahmen besser abstimmen. Die folgenden Abschnitte zeigen diejenigen Störfaktoren, die von Tinnitus- und Hörsturzpatienten am häufigsten genannt werden.

Der Tinnitus hindert am Einschlafen

Dies gilt vor allem für Tinnituspatienten, die das Ohrensausen tagsüber weniger spüren, weil es durch die Alltagsgeräusche verdeckt wird. Am Abend jedoch holt sie der Tinnitus unbarmherzig ein. Hier muss das therapeutische Ziel das Wiederherstellen der Nachtruhe sein. Dabei kommen mehrere Maßnahmen in Betracht. Helfen können z. B. Baldrian, Hopfen, Melisse und Johanniskraut, die man auch als Tee trinken kann. Eine weitere Maßnahme besteht darin, im Schlafzimmer eine sanfte Geräuschquelle aufzustellen.

Der Tinnitus behindert die alltäglichen Tätigkeiten

Dies trifft vor allem auf jene Patientinnen und Patienten zu, deren Tinnitus sich unter Lärm verstärkt oder deren Hörvermögen deutlich eingeschränkt ist.

Mitunter kommt es auch vor, dass Patienten durch Tinnitus tags und nachts gequält werden und gleichzeitig stark eingeschränkt in ihrem Hörvermögen sind. Derartige Fälle sind glücklicherweise jedoch selten. Aber auch hier kann man mit Hilfe von Trainingsmethoden wie der Klangtherapie und dem Tinnitus-Retraining die Probleme in den Griff bekommen.

Nahrungsmittel mit viel Magnesium (in Milligramm je 100 Gramm)

Getreideprodukte		Sojabohnen	250
Haferflocken	140	Sojamehl	250
Knäckebrot, ballaststoffreich	140	**Nüsse und Samen**	
Reis, unpoliert	157	Erdnüsse, geröstet	180
Wildreis	120	Haselnüsse, ohne Schale	156
Gemüse		Leinsamen	350
Bohnen, weiß	132	Mohn	330
Erbsen, reif	116	Pinienkerne	270
Kichererbsen	108	Sesam	370
Portulak	150	Sonnenblumenkerne	420

Sie ziehen sich in dem Versuch, wieder zur Ruhe zu finden, zurück, mehr und mehr zurück und meiden die Geselligkeit. Patienten mit Tinnitus, der in alle möglichen Alltagstätigkeiten hineintönt, sind in besonderem Maß gefährdet, in die Isolation und das soziale Abseits zu geraten.

Auf der anderen Seite verringert sich ihr Tinnitus in Ruhe, so dass sie in der Regel leichter einschlafen können. Einige von ihnen berichten sogar davon, dass der im Bett abnehmende Tinnitus sie regelrecht in den Schlaf säuseln würde.

So verständlich es ist, dass diese Menschen immer wieder die Stille suchen, so sehr müssen sie sich bemühen, gerade dies zu vermeiden. Denn die Stille bringt sie mit ihrem Tinnitus nicht um einen Schritt weiter, sie sorgt im Gegenteil dafür, dass sich die Wahrnehmung noch stärker auf den Tinnitus fokussiert und ihn dadurch verstärkt. Richtig ist vielmehr, sich eine Umgebung mit dezenten, angenehmen Hintergrundgeräuschen zu schaffen. Gerade Patienten mit belastendem Alltagstinnitus sollten ihre Chance im Tinnitus-Retraining suchen, dessen Prinzipien ab Seite 86 ausführlich erläutert werden.

Das Hörvermögen ist deutlich eingeschränkt

Dies trifft vor allem auf Hörsturzpatienten zu. Typisch sind für diese Menschen Orientierungsnöte, wenn sie in Situationen kommen, in denen sie mehreren Schallquellen ausgesetzt sind. In der geselligen Runde etwa haben sie große Probleme, da es ihnen nur schwer oder gar nicht gelingt, aus dem allgemeinen Geräuschpegel die Stimme desjenigen herauszufiltern, dem sie eigentlich zuhören wollen. Nicht wenige Hörsturzpatienten treten daher die Flucht nach vorn an, indem sie sich zum Witzeerzähler oder Partylöwen entwickeln, der die Aufmerksamkeit auf sich zieht. Der Grund: Wenn sie selbst das Gesprächszepter in die Hand nehmen, kommen sie weniger in die Verlegenheit, die anderen nicht verstehen zu können.

Unter den Hauptwirkungen des Tinnitus wird immer wieder die Schlaflosigkeit genannt. Dabei wird jedoch vergessen, dass einige Menschen ihr Ohrsausen sogar als Einschlafhilfe schätzen gelernt haben, das sie regelrecht in die Welt der Träume hineinsäuseln würde. Hieraus sieht man deutlich, dass der tatsächliche Krankheitswert des Tinnitus stark von der Bedeutung abhängt, die man ihm gibt.

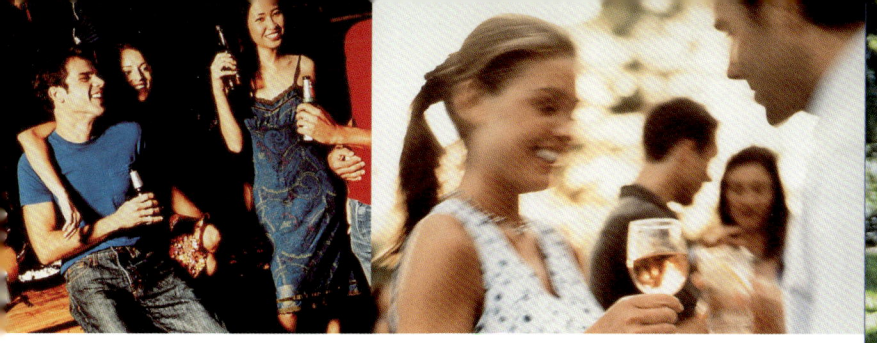

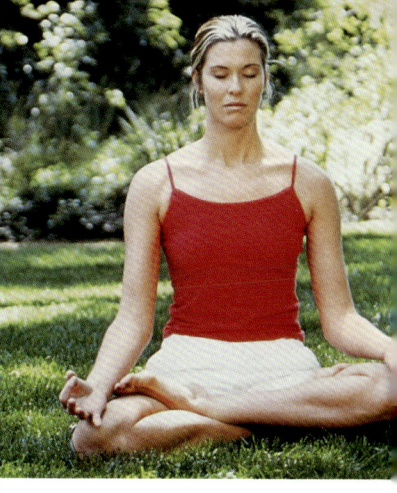

Bei einem hohen Geräuschpegel können Tinnituspatienten oft gar nichts mehr verstehen. Entspannungsübungen helfen, das Hörvermögen wiederzuerlangen.

Tatsache ist jedoch, dass diese Flucht nach vorn nicht unbedingt sinnvoll ist, es sei denn, dass der Hörverlust schwer und auf beiden Seiten eingetreten ist. Ansonsten ist nämlich unser Gehirn nach einigen Monaten sehr wohl in der Lage, mit dem durch den Hörverlust veränderten akustischen Umfeld zurechtzukommen. Dazu ist es allerdings notwendig, dass wir es nicht abschotten, indem wir beispielsweise einen Ohrstöpsel in ein Ohr stopfen, weil wir es schonen wollen.

Darüber hinaus sollten wir unser Schallaufnahmevermögen trainieren: Eine gute Methode hierfür ist die Klangtherapie mit angehobenen Problemfrequenzen, die ab Seite 88 ausführlich erklärt wird.

Schritt Nr. 5: Richtige Entspannung

Es würde den Rahmen eines Tinnitus- und Hörsturzbuchs sprengen, auf sämtliche Entspannungstechniken einzugehen, die es zurzeit gibt. Wir wollen uns auf zwei Entspannungstechniken beschränken, die in ihrer Durchführung leicht zu erlernen und für die speziellen Probleme von Tinnitus- und Hörsturzpatienten besonders gut geeignet sind: die Tiefenentspannung nach Jacobson sowie die Tennisballtherapie am Kopf. Die folgenden Tipps sollen Ihnen eine Einweisung in die jeweilige Methode geben. Falls Sie jedoch dadurch deutliche Erfolge spüren, sei es in Richtung Entspannung oder sogar einer Linderung des Tinnitus, sollten Sie sich von einem Experten darin weiter ausbilden lassen. Im Jacobson-Training werden mittler-

Entspannung will gelernt sein: Viele Volkshochschulen und auch einige Krankenkassen bieten inzwischen Kurse an, in denen Entspannungstechniken gelehrt werden. Die beliebtesten Methoden sind dabei das autogene Training, die Entspannung nach Jacobson und die Tennisballtherapie am Kopf.

weile Kurse an den Volkshochschulen angeboten. Die Tennis-balltherapie vertieft man bei speziell ausgebildeten Schmerz-therapeuten, außerdem hat ihre Erfinderin – die Kranken-gymnastin Martina Peter – ein Buch dazu geschrieben (siehe Seite 95).

Die Tiefenentspannung nach Jacobson

Das Tiefenentspannungsprogramm kann in unterschiedlichen Positionen durchgeführt werden, im Sitzen ebenso wie im Lie-gen. Für Tinnitus- und Hörsturzpatienten empfiehlt sich ent-weder das Liegen oder aber das Sitzen in einem ausladenden Sessel, bei dem auch der Kopf abgestützt ist, um die Nacken-muskulatur optimal entspannen zu können.

Das Prinzip des Jacobson-Trainings besteht darin, bestimmte Muskelgruppen erst einmal für fünf bis zehn Sekunden unter Spannung zu halten, um sie anschließend – ebenfalls für fünf bis zehn Sekunden – zu lösen. Wichtig ist, dass die Spannung durch-aus kräftig sein kann, jedoch nicht zu einem starken Muskelzit-tern oder sogar zu Schmerzen führen sollte.

Zum Anfang des Jacobson-Trainings sollten die Übungen mehr-mals täglich wiederholt werden. Ziel dieser Übungen ist es auch, dass man im Alltag ein Gespür für Muskelspannungen im Schul-ter-, Nacken- und Kieferbereich bekommt, denen man dann mit einem gezielten Anspannungs- und Entspannungsbefehl ent-gegensteuern kann.

So lernen Sie, sich zu entspannen

☐ Beginnen Sie mit der Anspannung der Hände und Arme: Ballen Sie die rechte Hand zu einer Faust, fünf bis zehn Sekun-den lang. Dann die Hand öffnen, alle Spannung in den Fingern wegsacken lassen. Verfahren Sie genauso mit der linken Hand.

☐ Spannen und entspannen Sie nun die Muskeln im Schul-terbereich, erst links, dann rechts. Die Schultern sollten danach schwer und entspannt nach unten hängen.

☐ Jetzt kommen Sie zum Nackenbereich: Legen Sie beide Hände an den Hinterkopf, drücken Sie nun Hände und Hinter-kopf kräftig, aber dennoch sanft (ohne Zittern) gegeneinander. Danach entspannen. Dann legen Sie die rechte Hand an die rechte Kopfseite, deutlich über Schläfe und Ohr. Auch hier wieder die Spannung erhöhen, indem Hand und Kopf sanft gegeneinander gedrückt werden. Danach entspannen und die Seite wechseln.

☐ Zum Schluss kommt das Gesicht dran: Heben Sie die Augenbrauen hoch, und runzeln Sie die Stirn. Anschließend Augenbrauen und Stirnfalten einfach absacken lassen. Jetzt die Zähne kräftig aufeinander beißen, konzentrieren Sie sich auf die Spannung in den Kiefermuskeln. Schließlich auch hier die Zähne voneinander lösen und entspannen.

Falls Sie während der Entspannungsübungen Probleme mit Ihrem Ohrensausen bekommen, können Sie während der Übungszeit auch ruhige Musik laufen lassen. Die Musik sollte aber in jedem Fall leiser als der Tinnitus sein.

Die Tennisballtherapie am Kopf

Für diese Therapie brauchen Sie nichts weiter als einen Tennisball sowie eine weiche Unterlage, die allerdings nicht so weich sein darf, dass Sie in ihr versinken. In der Regel reicht eine Gymnastikmatte oder ein Teppich. Ansonsten brauchen Sie nur noch etwas Fantasie. Denn die Tennisballtherapie arbeitet mit Visualisierungen, das bedeutet, die einzelnen Übungen werden von bestimmten geistigen Vorstellungen begleitet.

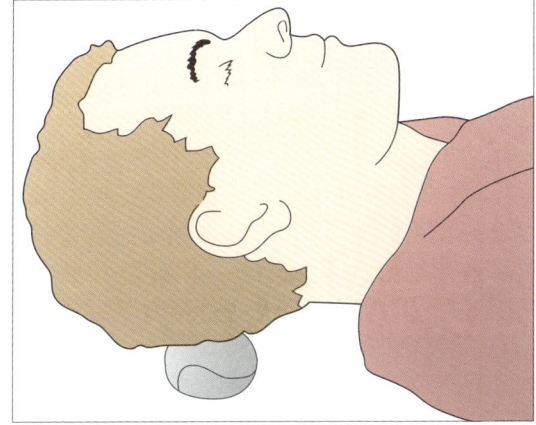

Grundübung

In der Rückenlage wird ein Tennisball unter den Hinterkopf gelegt. Suchen Sie die Stelle, bei der der Kopf in einer stabilen Gleichgewichtslage liegt. Bewegen Sie dabei jedoch nur den Nacken sowie die Augen und den Kiefer.

Stellen Sie sich während des Ballkontakts vor: Der Tennisball ist eine heiße Kugel, aus der Wärme in den Kopf hineinströmt. Der Hinterhauptknochen schmilzt über dem Ball und saugt ihn regelrecht in sich auf. Die Halswirbelsäule als Verbindung zwischen Kopf und Rumpf sollte nicht als Steg, sondern als Hängebrücke erlebt werden.

Stirnübung

In der Bauchlage wird der Tennisball unter die Stirn gelegt. Durch Bewegungen der Halswirbelsäule wird der Stirnknochen durchgearbeitet. Der Unterkiefer hängt locker nach unten.

Stellen Sie sich nach dem Ballkontakt vor, wie das Stirnbein in verschiedene Richtungen aufgeklappt wird:

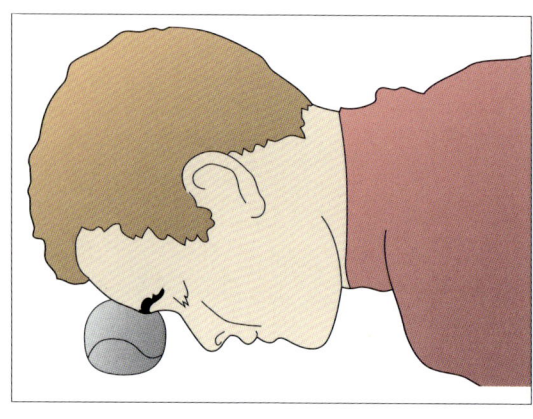

- ☐ Von oben nach unten (Müllschlucker)
- ☐ Von unten nach oben (Visier)
- ☐ Von rechts nach links (Buch)
- ☐ Von links nach rechts (Tür)

Seitübung

In der stabilen Seitenlage befindet sich der Tennisball unter oder knapp hinter dem Ohr.

Stellen Sie sich während des Ballkontakts vor: Der Patient lauscht durch den Tennisball wie mit einem Hörrohr in die Erde hinein.

Stellen Sie sich nach dem Ballkontakt vor: Der Schläfenbeinknochen wird zum Ohr und bewegt sich:

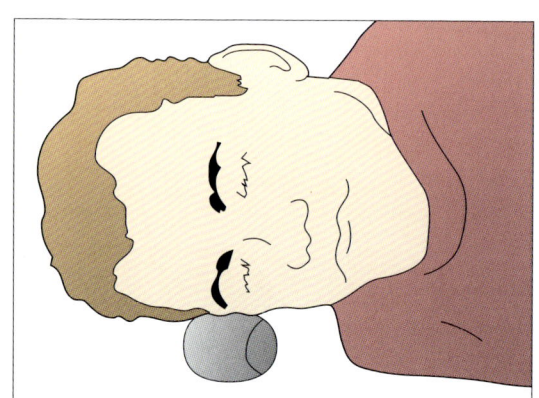

- ☐ Von hinten nach vorne (Elefant)
- ☐ Von vorne nach hinten (Pferd)
- ☐ Stellt sich auf (Hase)
- ☐ Hängt nach unten (Schaf)

Die drei Übungen der Tennisballtherapie am Kopf dauern zusammen etwa zehn bis 15 Minuten. Die Dauer der einzelnen Übungen wird Ihrem jeweiligen Entspannungszustand überlassen, sollte aber jeweils nicht über sechs Minuten (einschließlich der nachfolgenden Visualisierungen) betragen.

Schritt Nr. 6: Stabilisierung im Hals- und Kieferbereich

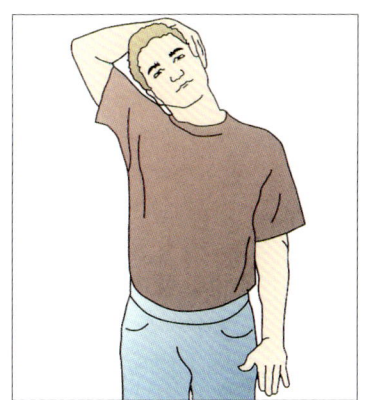

Stabilisierung soll nicht etwa Starre bedeuten, sondern vielmehr ausgeglichene Balance zwischen Spannung und Entspannung, zwischen Festigkeit und Flexibilität. Das folgende Programm hilft Ihnen:

◻ Die Muskeln im Hals- und Kieferbereich gleichzeitig beweglich und kräftig zu machen

◻ Dem Verschleiß von Wirbel- und Kiefergelenken entgegenzuwirken

◻ Ein Gefühl für Stressverspannungen im Kiefer- und Nackenbereich zu entwickeln

◻ Die Durchblutung im Innenohr zu verbessern

Dehnung der seitlichen Halsmuskulatur

◻ Ausgangsstellung: im Stehen (leichter Seitgrätschstand) oder Sitzen (bei aufrechter Wirbelsäule)

◻ Bewegung: Die rechte Hand zieht den Kopf in leicht gedehnte Seitneigung, der linke Arm wird zum Boden gestreckt. 10 bis 15 Sekunden statisch (ohne Wippen) dehnen.

Kräftigung und Dehnung der hinteren Halsmuskulatur

◻ Ausgangsstellung: im Stehen (leichter Seitgrätschstand) oder Sitzen (bei aufrechter Wirbelsäule)

◻ Bewegung: Beide Hände im Nacken halten, mit dem Nacken 10 Sekunden fest gegen die Handinnenflächen drücken. Dann die Spannung lösen und mit den Händen den Kopf nach vorn unten ziehen. Dort 10 bis 15 Sekunden ohne Wippen halten.

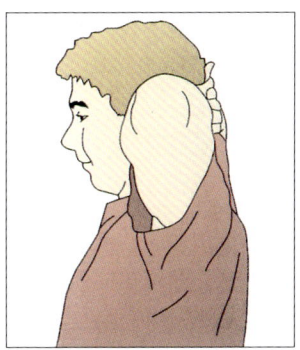 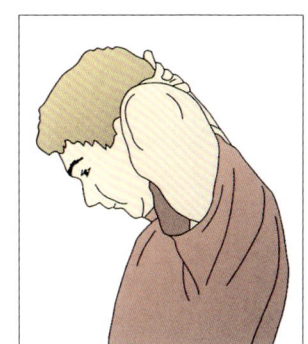

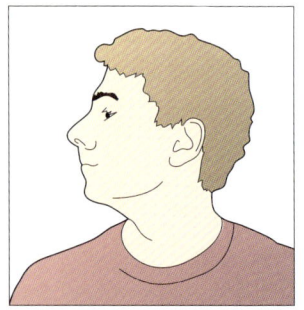 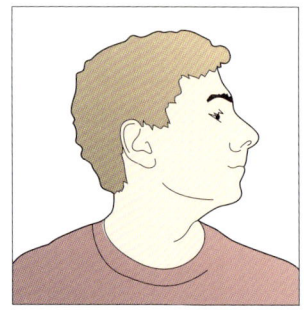

Übung 1 zur Mobilisation der Kopfgelenke

☐ Ausgangsstellung: im Stehen (leichter Seitgrätschstand) oder Sitzen (bei aufrechter Wirbelsäule)

☐ Bewegung: Kopf so weit wie möglich nach rechts drehen und 5-mal nicken. Danach die Seite wechseln.

Übung 2 zur Mobilisation der Kopfgelenke

☐ Ausgangsstellung: im Stehen (leichter Seitgrätschstand) oder Sitzen (bei aufrechter Wirbelsäule und nach hinten gedrückten Schultern; die Schultern dürfen dabei nicht nach vorne hängen!)

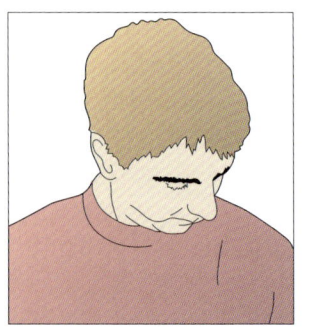 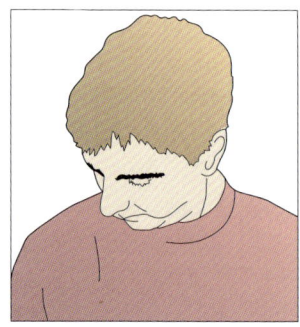

☐ Bewegung: Die Halswirbelsäule nach vorne beugen und maximal nach links und rechts drehen. Die Bewegung erfolgt langsam, ohne Ruck. Jeweils 5- bis 8-mal pro Seite).

Entspannung der Wangenmuskeln

Die Wangenmuskeln sind gerade bei Zähneknirschern häufig verspannt. Sie müssen dann regelmäßig gelockert werden.

☐ Ausgangsstellung: im Stehen (leichter Seitgrätschstand) oder Sitzen (bei aufrechter Wirbelsäule)

☐ Bewegung: Die Finger flächig auf die Wangenmuskulatur auflegen und bei leicht geöffnetem Mund kreisend massieren. 2-mal 15 Sekunden lang durchführen.

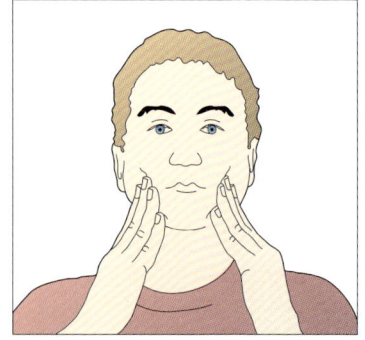

Entspannung der Schläfenmuskeln

☐ Ausgangsstellung: im Stehen (leichter Seitgrätschstand) oder Sitzen (bei aufrechter Wirbelsäule)

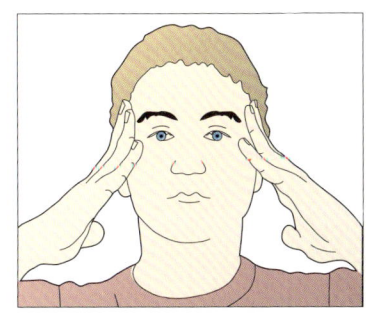

☐ Bewegung: Die Finger flächig auf die Schläfenmuskeln auflegen und mit kreisenden Bewegungen und sanftem Druck massieren. 2-mal 15 Sekunden lang.

Selbstentspannung der Kiefergelenke

Die Kiefergelenke kann man auch durch ausgiebiges Gähnen beweglicher machen. In jedem Fall ist es falsch, sich beim Gähnen aus Scham zurückzuhalten. Lassen Sie hier Ihrem Reflex ungehemmten Lauf, Sie können sich ja die Hand vor den geöffneten Mund halten.

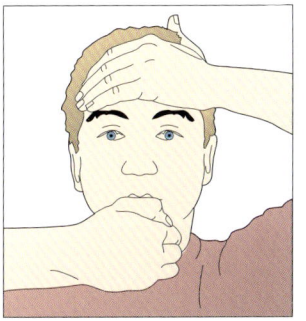
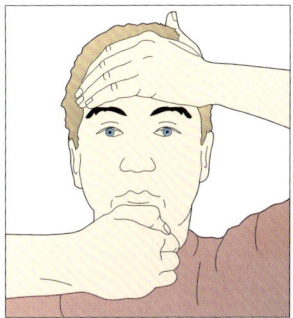

☐ Ausgangsstellung: im Stehen (leichter Seitgrätschstand) oder Sitzen (bei aufrechter Wirbelsäule); eine Hand stützt den Kopf an der Stirn, die andere Hand legt sich auf die untere Zahnreihe

☐ Bewegung: Beim Einatmen vorsichtig den Mund öffnen, indem die Hand auf den Zähnen den Unterkiefer nach unten drückt. Achten Sie darauf, dass die Kiefermuskeln schön gelöst sind und nicht gegen die Bewegung vorgehen.

Schritt Nr. 7: Selbsthypnose & Co.

Dieser Schritt ist mit Sicherheit die Etappe, die für die Therapie von Tinnitus und Hörsturz am wichtigsten ist. Denn sie kommt der eigentlichen Realität des Tinnitus, dass er nämlich durch eine Kommunikationsstörung zwischen Hirn und Innenohr erzeugt wird und dementsprechend wegtrainiert werden kann, am nächsten. Selbsthypnose, Klangtherapie und Tinnitus-Retraining (TRT) werden von vielen Tinnituspatienten als höchst effiziente und hilfreiche Therapien bewertet und dementsprechend häufig eingesetzt.

Die Zeiten, in denen man zum Dehnen der Muskeln mit den Gliedmaßen wippte, sind vorbei. Der Grund: Die Wippbewegungen setzen in den Muskeln Verkürzungsreflexe in Gang, anstatt sie zu dehnen.

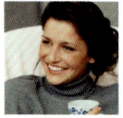

Info

Das Tinnitus-Retraining beruht auf der Lernkraft des Unbewussten. Und dies ist durchaus sinnvoll. Denn der Tinnituston kann nicht bewusst verlernt werden. Er kann lediglich wegtrainiert werden, indem man die unbewussten Hirnanteile dazu bringt, ihre Wahrnehmungskanäle in Sachen Tinnitus zu schließen.

Das tägliche Tinnitus-Retraining

Das Grundprinzip des Tinnitus-Retrainings besteht darin, unsere Ohren möglichst lange mit unkorrelierten, also bedeutungslosen Reizen zu umgarnen. Auf diese Weise soll einerseits erreicht werden, dass sich unser Hören nicht mehr mit dem Tinnitus aus der Innenwelt, sondern mit den wirklich interessanten Reizen aus der Außenwelt beschäftigt. Andererseits soll unser interner Stillepegel emporgehoben werden, d. h., dass die Distanz verringert werden soll zwischen den Lärmspitzen des Tinnitus und dem Grundrauschen unserer Haarzellen, das von unserem Gehirn als Stille registriert wird. Mit anderen Worten: Ziel ist es, den Tinnitus im akustischen Nichts unserer Wahrnehmung versinken zu lassen.

Wichtig ist, dass die Beschallung, die wir um uns aufbauen, deutlich leiser ist als unser Ohrensausen. Denn der Kampf zwischen dem Tinnitus und den Schallreizen aus der Umwelt muss geführt werden, damit unser Gehirn auch wirklich umdenken lernt. Es geht also nicht darum, den Tinnitus mit anderen Geräuschen zu maskieren. Es reicht aus, wenn die Beschallung gerade noch hörbar ist.

Welche Geräusche geeignet sind

Außerdem müssen die Geräusche unkorreliert sein, d. h., sie müssen möglichst monoton klingen, so dass sie uns wohl beruhigen, ansonsten aber für unser Gehirn eher uninteressant sind. Einige Musikrichtungen wie etwa gregorianische Gesänge oder chinesische bzw. indische Musik mit Harfen oder dergleichen erfüllen dieses Kriterium.

Optimal ist das Plätschern eines Zimmerspringbrunnens, das Rauschen eines belaubten Baumes, die nahe Meeresbrandung, das ferne Säuseln einer gut befahrenen Straße oder ein auf Rauschen eingestelltes Radio. Wichtig ist weiterhin, dass wir die Beschallung möglichst konstant um uns aufbauen. Am Anfang sollten es sechs Stunden pro Tag sein, später können es auch vier Stunden sein. Das klingt viel, aber es handelt sich ja hier nicht um konzentriertes Arbeiten, sondern darum, unser Gehirn durch Hintergrundgeräusche zu überlisten, ohne dass wir aktiv etwas dazutun – und das sollte durchaus mehrere Stunden möglich sein.

Rauschen im Alltag – wie Sie einen Geräuschpegel erzeugen

Versuchen Sie in den Räumen, in denen Sie sich viel aufhalten, eine dezente Geräuschquelle aufzustellen. Das kann ein leiser Zimmerspringbrunnen sein, aber auch ein leise eingestelltes Radio. Die effektivste Geräuschquelle haben Sie, wenn Sie das Radio auf Mittelwelle schalten und keinen Sender einstellen, sondern das typische gleichförmige Mittelwellenrauschen. Stellen Sie es dann mit dem Klangregler oder dem Equilizer am Radio so ein, wie es am angenehmsten für Sie klingt. Das Mittelwellenrauschen erinnert durchaus an eine sanfte Meeresbrandung. Es ist aus rosa Frequenzen zusammengesetzt, das bedeutet, es bedient das menschliche Klangbedürfnis auf ziemlich natürliche Weise.

Das UKW-Rauschen ist demgegenüber zu hart, da es recht höhenlastig in den Frequenzen ist und wenige Tiefen besitzt.

Stellen Sie das Radio morgens früh auf eine bestimmte Lautstärke ein, und dann belassen Sie es so (beim Tinnitus-Retraining geht es ja auch darum, die externen Rauschquellen zu vergessen). Falls Sie jedoch deutlich bemerken, wie Ihr Tinnitus im Verhältnis zum Rauschen des Radios leiser geworden ist, drehen Sie dessen Lautstärke herunter. Wichtig ist, dass das Mittelwellenrauschen stets deutlich leiser ist als Ihr Tinnitus.

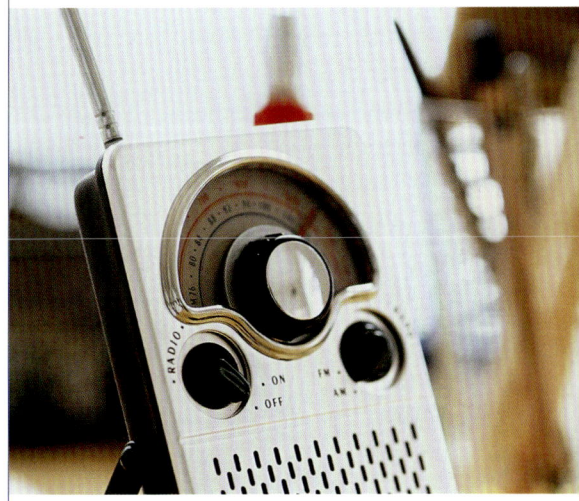

Mit Hilfe eines konstanten Geräuschpegels kann man die Aufmerksamkeit des Gehirns geschickt vom Tinnitusgeräusch auf die Außenwelt lenken.

Rauschen in der Nacht

Es empfiehlt sich, auch im Schlafzimmer eine Geräuschquelle aufzustellen, denn die tieferen Zonen unseres Hirns lernen auch dann, wenn wir nicht wach sind. Natürlich muss dies mit Ihrem Bettpartner abgestimmt sein. Der braucht übrigens keine Angst zu haben, dass sich durch das nächtliche Radiorauschen ein Tinnitusrauschen in seinem Ohr einnisten würde – denn dann hätten wohl alle Bewohner der Meeresküsten einen Tinnitus im Ohr! Falls er dennoch die Zustimmung verweigert, gibt es noch die Möglichkeit, sich einen tickenden Wecker unter das Kopfkissen zu legen, denn auch der erzeugt heilende, unkorrelierte Geräusche. Eine weitere Möglichkeit besteht darin, das Fenster aufzumachen – dies empfiehlt sich allerdings nur außerhalb der Wintermonate und wenn leise und monotone Geräuschquellen vor dem Haus sind wie ein Baum mit Blättern, ein gurgelnder Bach oder eine ferne Hauptverkehrsstraße.

Spontane Anfangserfolge des Tinnitus-Retrainings: Mitunter sackt der Tinnitus im Anbetracht des unkorrelierten Hintergrundrauschens schon nach einigen Minuten ab. Genießen Sie diese Augenblicke, aber überschätzen Sie sie nicht, denn der Tinnitus kehrt in der Regel zurück. Die eigentlichen Therapieerfolge zeigen sich erst nach Wochen oder sogar erst nach Monaten.

Tägliche Klangtherapie

Diese Therapieform hat zum Ziel, funktionsschwache Teile unserer Schallverarbeitung zu trainieren. Dazu ist es notwendig, beim HNO-Arzt eine Hörkurve anfertigen zu lassen (dies gehört normalerweise zur Standarddiagnostik bei Tinnitus und Hörsturz). Zeigt nun diese Hörkurve beispielsweise eine Schwäche bei den Frequenzen (Tonhöhen) von vier bis acht Kilohertz, so sollten eben genau diese Frequenzen mit gezielten Klängen trainiert werden.

Equilizer

Sie müssen Ihre Hi-Fi-Anlage zunächst einmal mit einem Equilizer aufrüsten. Er sollte über mindestens acht, besser zehn regelbare Frequenzen verfügen (man spricht dann auch von einem acht- bzw. zehnphasigen Equilizer). So eine Anschaffung ist inzwischen recht preiswert geworden (ca. 100 bis 250 Euro).

Musik

Wählen Sie dann die Musik aus, die auf Sie entspannend wirkt und möglichst alle Tonfrequenzen breitflächig abdeckt. Die Erfahrung zeigt, dass hierzu klassische Musik (vor allem Bach und Mozart) und die so genannte Meditationsmusik des New Wave (vor allem Kitaro und Tomita) besonders gut geeignet ist.

Abgleichen mit der Hörkurve

Dann nehmen Sie Ihre Hörkurve zur Hand. Heben Sie nun auf dem Equilizer genau jene Frequenzen an, die in Ihrer Hörkurve zu schwach ausgebildet sind. Der Grad des Anhebens richtet sich nach dem Grad der Hörschwäche. Besonders schwache Frequenzen auf Ihrer Hörkurve werden demzufolge auf dem Equilizer besonders stark angehoben. Die Musik sollte nicht Ihren Tinnitus übertönen. Denn Sie wollen ja Ihr Hörvermögen trainieren und es nicht betäuben.

Rechtzeitig nachjustieren

Falls Sie merken sollten, dass der Tinnitus zurückgeht, müssen Sie die Musik leiser drehen. Falls Sie merken, dass sich auf den geschädigten Frequenzen etwas getan hat und sich diese in der Musik überrepräsentiert anhören, müssen Sie sie auf dem Equilizer zurücknehmen.

Selbsthypnose

Voraussetzung für den Erfolg einer Selbsthypnose ist, dass Sie imstande sind, sich in einen tief entspannten Zustand zu versetzen. Denn in solchem Zustand werden Sie offener für suggestive Aufforderungen. Hierzu kommen leichter erlernbare Techniken wie die Jacobson-Methode, die Tennisballarbeit am Kopf und das Biofeedback ebenso in-

Viel hilft viel

Prinzipiell sollten Sie sich von der Musik möglichst oft begleiten lassen. Das bedeutet, sie sollte am Arbeitsplatz ebenso präsent sein wie zu Hause, am besten mehrere Stunden lang. Falls hierzu jedoch nur wenig Gelegenheit besteht, sollten Sie zu Hause täglich eine mindestens halb-, besser einstündige Trainingseinheit einlegen, bei der Sie sich die Klänge per Kopfhörer anhören.

Optimal wäre hier, wenn Sie gleichzeitig noch eine der oben aufgeführten Entspannungsübungen wie z. B. die Tiefenentspannung nach Jacobson durchführen könnten.

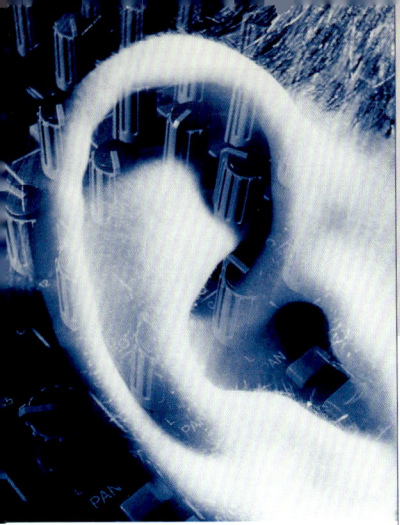
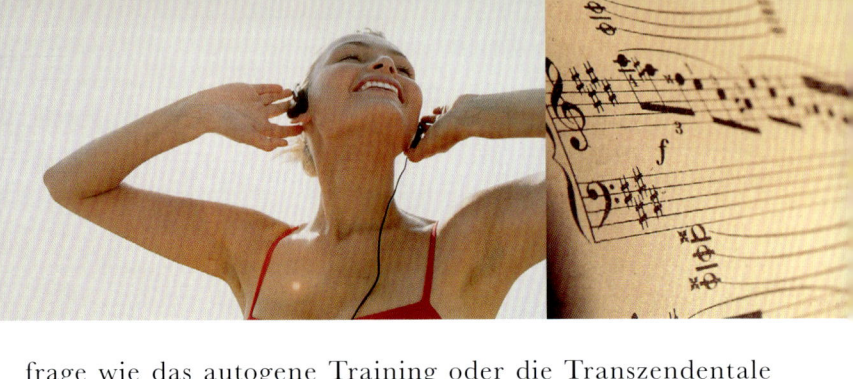

Fitnesstraining fürs Ohr: Das intensive Hören von Musik kann man erlernen. Es fordert und beschäftigt Ohr und Gehirn.

frage wie das autogene Training oder die Transzendentale Meditation. Nach dem Erreichen der Entspannungsfläche beginnen Sie dann, Ihren Tinnitus in ein bestimmtes Bild einzubauen.

Ziel ist, den Tinnitus dadurch für Ihr Hirn auf eine andere, für Sie leichter ertragbare Bedeutungsebene zu heben.

Welches Bild Sie für die Verfremdung Ihres Tinnitus benutzen, hängt in erster Linie von Ihren Vorlieben und von der Art des Tinnitus ab. Wer Angst vor zischelnden Schlangen hat, sollte dieses Bild natürlich nicht dazu heranziehen, um seine Ohrtöne darzustellen. Und wessen Ohrgeräusche eher an einen ratternden Güterzug erinnern, erzielt natürlich keinen Erfolg, wenn er sie in ein Meeresrauschen zu verwandeln sucht.

Grundsätzlich gibt es mehrere Methoden, wie Sie Ihren Tinnitus per Autosuggestion entschärfen können:

Methode 1: Visualisierung

Die Sichtweise der Dinge ändern: Mit der Methode der Visualisierung können Sie die unangenehmen Ohrgeräusche in angenehme Bilder verwandeln und damit positiv besetzen.

Hierbei stellen Sie sich den Tinnitus als etwas vor, was bei Ihnen angenehme Empfindungen auslöst. Dazu müssen Sie Ihren Tinnitus analysieren. Wie hört er sich an?

❑ Wie ein Rauschen? Dann kann man ihn vielleicht als Geräuschunterlage für ein Szenario am Meeresstrand oder im herbstlichen Laubwald heranziehen.

❑ Erinnert er Sie an eine quietschende Schaukel, so können Sie ihn ja in ein Bild einbauen, wie Sie in Ihrer Kindheit auf einer Schaukel saßen und dabei von Ihrer Mutter oder Ihrem Vater angeschoben wurden.

◻ Selbst wenn Ihr Tinnitus Sie an die Hammerschläge eines Schmieds erinnert, kann dies in ein angenehmes Bild eingebaut werden. Denken Sie doch an die kräftigen Schmiedgesellen aus den Westernfilmen, die ja durchaus eine gewisse Portion Romantik ausstrahlen.

◻ Selbst inhaltlich eher negativ besetzte Tinnitustöne wie das Brausen eines Düsentriebwerks lassen sich umwerten, indem Sie sie in das Bild einer Flugreise einbauen, die Sie zu Ihrem Lieblingsurlaubsort führt.

Methode 2: Aufmerksamkeitsverlagerung

Eine ärgerliche Sache wird umso belastender, je mehr wir uns über sie ärgern. Denken Sie nur an den nächtlich tropfenden Wasserhahn. Je mehr Sie sich über ihn ärgern, desto lauter scheint er zu werden – obwohl er faktisch überhaupt nicht lauter werden kann. Ähnlich verhält es sich auch mit dem Tinnitus. Je mehr Sie sich über ihn ärgern, desto mehr scheint er an Lautstärke zuzunehmen.

In die andere Richtung gedacht bedeutet dies aber auch: Je mehr wir unsere Aufmerksamkeit von dem Grund unseres Ärgers abziehen können, desto weniger werden wir uns über ihn ärgern müssen.

Mit Hilfe der Selbsthypnose können Sie nun die Verlagerung der Aufmerksamkeit trainieren. Sehr wirksam ist hier das »Regenbogenschloss«, ein Klassiker aus der Hypnosetherapie: Stellen Sie sich ein märchenhaftes Schloss vor, wie es in satter grüner Landschaft auf einem Hügel unter tiefblauem Himmel steht. Richten Sie Ihre Aufmerksamkeit auf Ihren Tinnitus, um dann neugierig das Schloss zu betreten. Sie kommen in den ersten Raum, in dem alles rot ist, vom Sofa über den Teppich bis zu den Gardinen. Sie durchqueren das Zimmer und schauen sich alles genau an. Dann lenken Sie Ihre Aufmerksamkeit auf den Tinnitus und gehen durch eine Tür in den nächsten Raum.

Die Selbsthypnose erfordert eine Menge Fantasie. Aus der Psychoanalyse weiß man, dass sie am effizientesten ist, wenn wir tief entspannt sind, gewissermaßen in Trance. Daher funktioniert Selbsthypnose eigentlich nur, wenn Sie auch in einer Entspannungstechnik geübt und erfahren sind.

Voraussetzung für die Selbsthypnose ist, dass wir unserer Fantasie keine Zügel anlegen. Für die Vorstellungen in Trance gilt dasselbe wie für die Träume im Schlaf: Für sie gelten keine Gesetze. In ihnen darf der hämmernde Schmied ruhig riesige Popeye-Arme haben und das Regenbogenschloss aussehen wie in den buntesten Walt-Disney-Filmen.

Er ist gelb. Hier verfahren Sie wie mit dem roten Raum. Und wieder geht Ihre Aufmerksamkeit in Richtung Tinnitus, um dann ins nächste Zimmer zu gehen, das wieder ausschließlich in einer bestimmten Farbe gestaltet ist.

Auf diese Weise können Sie das ganze Regenbogenschloss durchqueren. Es bleibt Ihnen überlassen, ob Sie durch fünf, sechs oder gar zehn Zimmer gehen. Wichtig ist, dass Sie vor jedem Zimmerwechsel kurz den Tinnitus vergegenwärtigen.

Der letzte Raum ist violett, er entspricht Ihrem Unbewussten. Hier verweilen Sie etwas länger, hier genießen Sie die Entspannung. Und in dieser Phase der Entspannung sagen Sie sich sechsmal hintereinander folgende Formel auf:

»Jedes Mal, wenn ich den Tinnitus höre, wechselt meine Wahrnehmung auf das Optische um mich herum, genauso, wie es hier im Regenbogenschloss geschehen ist.« Sie können auch eine andere Formel verwenden. Wichtig ist jedoch, dass Sie sich selbst den Rapport geben, bei jedem Aufflackern des Tinnitus die Wahrnehmungsebene zu wechseln und auf die optische Reizebene überzuspringen.

Methode 3: Distanzierung

Bei der Tinnitus-Selbsthypnose handelt es sich eigentlich nur um eine Variante des autogenen Trainings, das ja auch auf dem Prinzip der Autosuggestion beruht. Dies bedeutet: Wer sich auf das autogene Training versteht, hat optimale Chancen, seinen Tinnitus per Selbsthypnose aus seiner Wahrnehmung herauszuklinken.

Hierzu stellen Sie sich den Tinnitus als etwas vor, das sich leicht verflüchtigt – wie etwa ein Blatt, das vom Baum gefallen ist und nun vom Wind fortgetragen wird. Oder, etwas realistischer, eine surrende Hochspannungsleitung, die von Ihnen als Spaziergänger unterschritten wird, um sie dann im großen Feld weit hinter sich zu lassen.

Sie können auch aktuelle Situationen dazu nutzen, Ihren Tinnitus verschwinden zu lassen. Beispielsweise, wenn Ihr sausendes Ohr angenehm wärmend von der Sonne bestrahlt wird. Stellen Sie sich dann vor, wie die einzelnen Lichtteilchen in Ihr Innenohr dringen und dort die einzelnen Tinnitustöne mit sich nehmen und wieder verschwinden.

Hilfreiche Adressen

Zur Information über Tinnitus und Hörsturz haben sich zahlreiche Verbände und Selbsthilfegruppen gebildet. Hier erfahren Sie nicht nur alles über die neuesten Therapien, sondern Sie können von den Betroffenen direkt hören, wie sie mit dieser Erkrankung umgehen.

Selbsthilfegruppen organisieren sich meist im Internet; hier finden auch die zahlreichen Chats (Meinungsaustausch) und Expertenforen statt. Nachfolgend finden Sie eine Auswahl der wichtigsten deutschsprachigen Foren zum Thema »Tinnitus«.

Verbände

www.tinnitus-liga.de
Deutsche Tinnitus-Liga e.V. (DTL)
Am Lohsiepen 18
42369 Wuppertal
Tel. 0202/24 65 2-0 • Fax 0202/24 65 2-20
Infotelefon 0190/25 02 05 (mit Hörproben)
E-Mail dtl@tinnitus-liga.de

Exzellente Homepage mit Tipps, Zeitschrift, Tinnitus@Forum, Hörbeispielen von Tinnitustönen, Archiv und Lexikon zum Thema.

www.tinnitus.at
Österreichische Tinnitus-Liga
Postfach 23 • A-8029 Graz
Tel. +43-(0)316/28 91 30
Tel. +43-(0)676/544 70 80

Selbsthilfegruppen und private Homepages

www.kamm3000.de/tinnistart.htm
Die von Fritz Kamm betriebene Homepage nennt zahlreiche Fakten über Tinnitus und stellt viele Therapiemöglichkeiten dar. Die Seite bietet eine umfangreiche Ärzte- und Klinikliste von auf Tinnitus und Hörsturz spezialisierten Medizinern.

www.tinnitus-gruppe.de
Homepage der Tinnitus-Selbsthilfegruppe Bad Laer

www.tinnitus-shg-ausgburg.de
Homepage der Tinnitus-Selbsthilfegruppe Augsburg

www.teleklinik.com/news/tindat.html
Kleine Homepage zum Thema »Tinnitus und Hörsturz« mit eigenen »Tinnitus News«, mit vielen Erfahrungsberichten und Heilungsgeschichten.

www.mikoleit.de/tinnitus.htm
Der Psychotherapeut Martin Mikoleit (Bielefeld) bietet auf seiner Homepage gute Links zu Newsgroups und Mailinglisten zum Thema »Tinnitus« (in Deutsch und Englisch).

www.tinnitus.purespace.de/index.html

Unter dem Namen »Patricks Tinnitus-Informationen« findet sich ein breit gefächertes Informationsangebot zu Tinnitus und den möglichen Therapien. Der Autor Patrick Koehne arbeitet eng mit der Deutschen Tinnitus-Liga zusammen. Sehr detaillierte, textlastige Seite u.a. mit Akutinfo und Linksammlung.

www.tinnitus-therapie-zentrum.de/

Ausführliche Homepage der beiden Tinnitus-Therapie-Zentren in Düsseldorf und Krefeld mit vielfältigen Informationen zur Musiktherapie, zum psychologischen Training und zu den wichtigsten Phasen der Erkrankung (Akutphase, Subakutphase und chronische Phase).

Tinnitus Therapie Zentrum Düsseldorf
Hansaallee 30
40547 Düsseldorf
Tel. 0211/55 41 43 (Infotelefon)
Fax 0211/57 05 84
E-Mail info@tinnitus-therapie-zentrum.de

Tinnitus Therapie Zentrum Krefeld
Deutscher Ring 90
47798 Krefeld
Tel. 02151/97 88 56 (Infotelefon)
Fax 02151/97 88 32
E-Mail info@tinnitus-therapie-zentrum.de

www.tinnitus-therapiezentrum.de

Tinnitus Therapie Zentrum
Eibenweg 8
49088 Osnabrück
Tel. 0541/180 05-0 • Fax 0541/180 05-14
E-Mail info@tinnitus-therapiezentrum.de

Foren

www.tinnitus.de

Diese Homepage bietet neben einer ausführlichen Diskussion verschiedener Therapien ein Selbsthilfeforum, zahlreiche Erfahrungsberichte Betroffener, einen Infobereich, viel Meinungsaustausch und zahlreiche CDs mit Musik gegen Tinnitus.

www.tinnitus-infoline.de

Die technische Seite des Themas: Die Homepage der Siemens Audiologischen Technik GmbH in Zusammenarbeit mit der Charité Berlin bietet exzellente Expertenforen, viel Information über Hörgeräte und Hörgeräteakustik sowie die »Beethoven-Gespräche« (ein Forum für Betroffene).

www.forum-tinnitus.de

Homepage für Ärzte und Mediziner (Anmeldung online erforderlich). Hier gibt es die Möglichkeit, Praxen und Kliniken mit Tinnituserfahrung zu suchen. Daneben werden Abstracts (Kurzfassungen) der neuesten medizinischen Forschungsarbeiten geboten.

Über den Autor

Dr. Jörg Zittlau studierte Philosophie, Biologie und Sportmedizin. Er arbeitet als Autor und Redakteur für alternative Heilmethoden, Psychologie und gesunde Ernährung.

Literatur

Biesinger, Eberhard: Die Behandlung von Ohrgeräuschen. Trias Verlag. 2. Auflage, Stuttgart 1999

Hallam, Richard: Leben mit Tinnitus. Rowohlt Verlag. Reinbek 1999

Hellweg/Lux-Wellenhof/Bühler: Tinnitusretraining-Therapie. Ariston Verlag. 2. Auflage, München 1998

Hocker, Klaus: Tinnitus. Ursache und Behandlung von Ohrgeräuschen. Beck'sche Reihe. München 1997

Peter, Martina: Tennisballarbeit am Kopf. R. Dittel Verlag. 4. Auflage, Bad Hersfeld 1998

Schildt, Axel: Ausgeglichen und gelassen bei Tinnitus. Falken Verlag. 2. Auflage, Niedernhausen 1998

Zittlau, Dr. Jörg: Tinnitus behandeln (Buch und CD). Südwest Verlag. 2. Auflage, München 2001

Hinweis

Das vorliegende Buch ist sorgfältig erarbeitet worden. Dennoch erfolgen alle Angaben ohne Gewähr. Weder Autor noch Verlag können für eventuelle Nachteile oder Schäden, die aus den im Buch gemachten praktischen Hinweisen resultieren, eine Haftung übernehmen.

Bildnachweis

AKG, Berlin: 4; Image Bank, München: 79 mi. (Rommilly Lockyer), 79 re. (D. Gordon); Jump, Hamburg: 15, 34, 47, 51 re. (K. Vey), 42 (A. Falck); Picture Press, Hamburg: Titel li. (Camerapress); Photonica, Hamburg: 87 (Neo Vision), 90 li. (Pedro Lobc); Tony Stone, München: 30 (Nick Vedros), 64 (J. Darell); Zefa, Düsseldorf: Titel re. (Guy Grenier), 7 li., 90 re. (Index Stock), 7 mi. (George June), 7 re. (K. Solveig), 8 (Gulliver), 18 (Caroline), 20 (Vincent), 23 (Emely), 26 li. (Benelux), 26 re. (Wartenberg), 51 li. (M. Thomsen), 60 (Photex), 71 (Rasche), 74 (H.G. Rossi), 79 li. (Meyer), 90 mi. (A. Green), 90 re.

Impressum

Der Südwest Verlag ist ein Unternehmen der Ullstein Heyne List GmbH & Co. KG, München. © 2002 Ullstein Heyne List GmbH & Co. KG 2. Auflage 2003

Redaktion: Dr. Jörg Theilacker
Projektleitung: Dr. Alex Klubertanz
Redaktionsleitung und medizinische Fachberatung: Dr. med. Christiane Lentz
Bildredaktion: Gabriele Feld
Produktion: Manfred Metzger (Leitung), Annette Aatz, Monika Köhler
Umschlagkonzept: Lohmüller Werbeagentur, Berlin
Umschlag: Till Eiden
Layout: Lohmüller, Berlin
Satz: Dr. Alex Klubertanz
Druck: Peschke-Druck, München
Bindung: R. Oldenbourg, München

Printed in Germany
Gedruckt auf chlor- und säurearmem Papier

ISBN 3-517-06583-8